学生
常见传染病防治
XUESHENG CHANGJIAN
CHUANRANBING FANGZHI

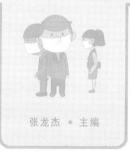

张龙杰·主编

U0298345

西南师范大学出版社
国家一级出版社 全国百佳图书出版单位

图书在版编目(CIP)数据

学生常见传染病防治 / 张龙杰主编. —重庆：西南师范大学出版社，2012.10(2015.8 重印)

ISBN 978-7-5621-5700-7

Ⅰ.①学… Ⅱ.①张… Ⅲ.①传染病防治 Ⅳ.①R183

中国版本图书馆 CIP 数据核字(2012)第 055877 号

学生常见传染病防治

主　　编：张龙杰
策　　划：刘春卉　杨景罡
责任编辑：胡秀英
封面设计：CASTALY 商品视觉　周　娟　廖明媛
照　　排：吴秀琴
出版发行：西南师范大学出版社
　　　　　网址 www.xscbs.com
经　　销：全国新华书店
印　　刷：重庆荟文印务有限公司
开　　本：889mm×1194mm　1/32
印　　张：7.5
字　　数：120 千字
版　　次：2012 年 10 月　第 1 版
印　　次：2015 年 8 月　第 2 次印刷
书　　号：ISBN 978-7-5621-5700-7
定　　价：17.50 元

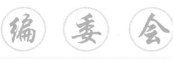

编 委 会

主　　编：张龙杰　西南大学医院　主任医师
副 主 编：朱卫民　重庆医科大学附一院　副教授
　　　　　邹兴菊　西南大学医院　副主任医师
编写人员：汪力华　北碚区卫生局
　　　　　汤宏斌　重庆医科大学附一院
　　　　　杨　春　重庆医科大学附一院
　　　　　罗柏生　北碚区疾病预防控制中心
　　　　　谭兴兰　北碚区疾病预防控制中心
　　　　　张　莉　北碚区疾病预防控制中心
　　　　　唐晓渝　西南大学医院
　　　　　陈大鸣　西南大学医院
　　　　　李　娟　西南大学医院
　　　　　周召发　忠县三汇区中心医院
　　　　　刘立华　忠县三汇区中心医院

前言

　　传染病对人类的生存和发展有着非常严重的影响。1918年～1919年的"西班牙流感"是人类历史上最恐怖的流感,在全球造成约10亿人感染,至少4000万人死亡,比第一次世界大战死亡的人数还多;近年来,新的传染病如2003年的"非典型性肺炎",2004年的"人感染高致病性禽流感",2009年墨西哥、美国等地接连爆发、扩散到众多国家的"甲型H1N1流感",以及基本得到控制又死灰复燃的性病、结核病、病毒性肝炎……人类正面临新老传染病的威胁,而病原体不断变异产生的耐药性,给治疗带来极大的困难。诸多信息表明:传染病在向人类挑战,随时随地威胁着人们的生命。因此,我们每个人都应该提高对传染病的认识。但是有些学生自我保护意识薄弱,缺乏健康卫生知识,而学校人员较为密集,同学们生活、学习在一起,传染病在学校更容易发生与流行,造成的危害也会更为严重。

　　对付传染病,预防比治疗更重要。因为传染病一旦流行,就会迅速扩散,危害极大。我国古代就有"上医治未病"之说,即疾病还未发生时就教人们如何预防疾病,从而避免传染病发生,避免损害健康,避免蒙受不必要的经济损失。

　　本书围绕学校特点及学生的健康而编写,包含一些常见传染病,同时也介绍了新发传染病,如非典型性肺炎、口蹄疫、手足口病、人感染高致病性禽流感、甲型H1N1流感等多种传染病;重点介绍传统传染病和新发传染病的传播特点、方式、规律、易感人群,一般的临床表现和传染病的防治方法,帮助广大学生掌握传染病如何发生、怎样识别、患病后如何治疗、怎样去预防等卫生常识,从而增强自我保护意识,培养良好的卫生习惯、科学健康的生活和行为方式,做到无病早防、有病早治,最终达到保护自己和家人身体健康的目的。

目 录

第一章 传染病的基本知识/001

一、什么是传染病 ……………………………………… 001

二、什么是法定传染病 ………………………………… 002

三、你知道传染病分几类吗 …………………………… 002

四、你了解传染病的危害吗 …………………………… 003

五、你知道传染病有哪些共性吗 ……………………… 004

六、传染病流行的基本条件 …………………………… 005

七、你知道病原体进入人体后的发病过程吗 ………… 005

八、你知道传染病是如何传播的吗 …………………… 006

九、你知道哪些季节容易发生传染病吗 ……………… 008

十、远离传染病的三大法宝 …………………………… 009

第二章 流行性感冒/010

一、什么是流行性感冒 ………………………………… 010

二、流行性感冒是怎么传染的 ………………………… 011

三、流行性感冒有哪些表现 …………………………… 012

四、流行性感冒该如何防治 …………………………… 013

第三章 风疹/015

一、什么是风疹 ………………………………………… 015

二、风疹有哪些特点 …………………………………… 016

三、风疹是如何传染的 ………………………………… 016

四、风疹有哪些表现 …………………………………… 017

五、风疹该如何防治 ･･････････････････････････ 018

第四章　麻疹/020

一、什么是麻疹 ･･････････････････････････ 020

二、你清楚麻疹是怎么传染的吗 ･･････････ 021

三、麻疹有什么特点 ･･････････････････ 021

四、麻疹有哪些表现 ･･････････････････ 022

五、患麻疹时会对身体其他器官有损害吗 ･･･ 024

六、麻疹该如何防治 ･･････････････････ 024

第五章　水痘/026

一、什么是水痘 ･･････････････････････ 026

二、水痘是怎么传染的 ･･････････････ 027

三、水痘有哪些表现 ･･････････････････ 027

四、水痘该如何防治 ･･････････････････ 029

第六章　狂犬病/030

一、什么是狂犬病 ･･････････････････ 030

二、狂犬病是如何传染的 ･･････････ 030

三、狂犬病有哪些表现 ･･････････････ 031

四、狂犬病该如何防治 ･･････････････ 033

第七章　腮腺炎/036

一、什么是腮腺炎 ……………………………………… 036

二、腮腺炎是如何传染的 ……………………………… 036

三、腮腺炎有哪些表现 ………………………………… 037

四、你知道腮腺炎的并发症吗 ………………………… 037

五、腮腺炎该如何防治 ………………………………… 038

第八章　猩红热/039

一、什么是猩红热 ……………………………………… 039

二、猩红热是如何传染的 ……………………………… 039

二、猩红热有哪些表现 ………………………………… 040

四、猩红热该如何防治 ………………………………… 041

第九章　疟疾/042

一、什么是疟疾 ………………………………………… 042

二、疟疾是如何传染的 ………………………………… 042

三、疟疾有哪些表现 …………………………………… 043

四、疟疾该如何防治 …………………………………… 044

第十章　结核病/046

一、什么是结核病 ……………………………………… 046

二、结核病有哪些危害 ………………………………… 047

三、结核病是如何传染的 …………………… 048

四、怎样尽早发现结核病 …………………… 050

五、得了结核病该怎么办 …………………… 053

六、结核病该如何预防 …………………… 061

七、国家对结核病治疗的"减、免"政策有哪些 ……… 063

第十一章　流行性出血热/064

一、什么是流行性出血热 …………………… 064

二、流行性出血热是怎么传染的 …………… 065

三、流行性出血热有哪些表现 ……………… 067

四、流行性出血热该如何治疗 ……………… 068

五、怎么预防流行性出血热 ………………… 071

第十二章　钩端螺旋体病/072

一、什么是钩端螺旋体病 …………………… 072

二、钩端螺旋体病有哪些表现 ……………… 073

三、钩端螺旋体病该如何治疗 ……………… 076

四、怎么预防钩端螺旋体病 ………………… 077

第十三章　流行性乙型脑炎/079

一、什么是流行性乙型脑炎 ………………… 079

二、流行性乙型脑炎有哪些表现 …………… 080

三、流行性乙型脑炎该如何治疗 …………… 082

四、怎么预防流行性乙型脑炎 ……………… 084

第十四章　流行性脑脊髓膜炎/086

一、流脑是什么引起的 ………………………… 087

二、流脑是怎么传染的 ………………………… 087

三、流脑有什么表现 …………………………… 089

四、怀疑得了流脑应做哪些检查 ……………… 091

五、流脑该怎么诊断 …………………………… 092

六、流脑与乙脑的区别 ………………………… 092

七、流脑该如何治疗 …………………………… 093

八、怎么预防流脑 ……………………………… 095

第十五章　感染性腹泻/097

一、感染性腹泻及其特点 ……………………… 097

二、细菌性食物中毒 …………………………… 101

三、细菌性痢疾 ………………………………… 104

四、霍乱 ………………………………………… 107

第十六章　伤寒、副伤寒/118

一、什么是伤寒、副伤寒 ……………………… 118

二、伤寒、副伤寒的危害 ……………………… 119

三、伤寒、副伤寒是如何传染的 ……………… 119

四、伤寒、副伤寒有哪些表现 ………………… 121

五、得了伤寒、副伤寒该怎么办 ……………… 122

六、伤寒、副伤寒常用的消毒方法 …………… 123

七、怎么预防伤寒、副伤寒 …………………… 124

第十七章　病毒性肝炎/127

一、甲型病毒性肝炎 …………………………………………… 128

二、乙型病毒性肝炎 …………………………………………… 134

三、丙型病毒性肝炎 …………………………………………… 147

四、戊型病毒性肝炎 …………………………………………… 152

第十八章　蛔虫病/156

一、什么是蛔虫病 ……………………………………………… 156

二、蛔虫病有哪些表现 ………………………………………… 157

三、蛔虫病该如何防治 ………………………………………… 158

第十九章　蛲虫病/160

一、什么是蛲虫病 ……………………………………………… 160

二、蛲虫病有哪些表现 ………………………………………… 161

三、蛲虫病该如何防治 ………………………………………… 162

第二十章　钩虫病/164

一、什么是钩虫病 ……………………………………………… 164

二、钩虫是怎么感染人的 ……………………………………… 164

三、钩虫病有哪些表现 ………………………………………… 165

四、钩虫病该如何防治 ………………………………………… 166

第二十一章　性传播疾病/168

一、性病的基本知识 …………………………………………… 168

二、淋病 ………………………………………………………… 169

三、梅毒 …………………………………………… 174

四、生殖器疱疹 …………………………………… 179

五、尖锐湿疣 ……………………………………… 181

六、非淋菌性尿道炎 ……………………………… 184

七、艾滋病 ………………………………………… 188

第二十二章　疥疮/197

一、什么是疥疮 …………………………………… 197

二、疥疮有哪些表现 ……………………………… 198

三、疥疮该如何防治 ……………………………… 199

第二十三章　红眼病/201

一、什么是红眼病 ………………………………… 201

二、红眼病是怎么传染的 ………………………… 202

三、红眼病有哪些症状 …………………………… 202

四、怎样判断是否得了红眼病 …………………… 203

五、红眼病该如何治疗 …………………………… 204

六、怎么预防红眼病 ……………………………… 205

第二十四章　新发传染病/207

一、传染性非典型性肺炎 ………………………… 207

二、人感染高致病性禽流感 ……………………… 211

三、口蹄疫 ………………………………………… 215

四、手足口病 ……………………………………… 219

五、猪链球菌病 …………………………………… 222

第一章

传染病的基本知识

一、什么是传染病

传染病是由各种病原微生物(如细菌、病毒、真菌、支原体、衣原体及寄生虫等)感染人体后所产生的疾病。传染病可以通过多种途径传播,如人与人、人与动物、动物与动物之间相互感染,统称为传染。传染病在人群中可以个别发生,也可以在短期内出现很多同类疾病的病人,如出现该情形,则称为传染病的流行。为了预防、控制和消除传染病的发生与流行,保障国民身体健康,国家专门制定了《中华人民共和国传染病防治法》和《中华人民共和国传染病防治法实施办法》等法律法规。

二、什么是法定传染病

法定传染病是指根据传染病对人类的危害程度强弱、传播途径难易、传播速度的快慢，国家纳入《中华人民共和国传染病防治法》规定管理的传染病。

三、你知道传染病分几类吗

传染病分为甲、乙、丙3种类型。

1. 甲类传染病2种

甲类传染病也称为强制管理传染病，包括：鼠疫、霍乱。此类传染病为烈性传染病，具有传染性强、传播快、波及面广等特点。

2. 乙类传染病25种

乙类传染病也称为严格管理传染病，包括：传染性非典型性肺炎、获得性免疫缺陷综合征（艾滋病）、病毒性肝炎、脊髓灰质炎、人感染高致病性禽流感、麻疹、流行性出血热、狂犬病、流行性乙型脑炎、登革热、炭疽、细菌性和阿米巴性痢疾、肺结核、伤寒和副伤寒、流行性脑脊髓膜炎、百日咳、白喉、新生儿破伤风、猩红热、布鲁菌病、淋病、梅毒、钩端螺旋体病、血吸虫病、疟疾。

我国新近已将甲型H1N1流感列为乙类传染病，并按照甲类传染病标准进行管理，同时将其列入检疫传染病。甲型H1N1流感作为国务院确定公布的传染病，对其实施检疫管理措施，主要管理措施包括：出入境的人员、交通工具、运输设备以及可能传播甲型 H1N1 流感的行李、货物、邮包等,都应当接受检疫,经国境卫生检疫机关许可,方准入境或者出境。

3. 丙类传染病 11 种

丙类传染病也称为监测管理传染病,包括:流行性感冒、流行性腮腺炎、风疹、急性出血性结膜炎、麻风病、手足口病、流行性和地方性斑疹伤寒、黑热病、包虫病、丝虫病以及除霍乱、痢疾、伤寒和副伤寒以外的感染性腹泻病。

四、你了解传染病的危害吗

传染病会对人类的生存和发展产生非常严重的影响,长期以来人类饱受传染病的侵扰之苦,其曾经高居人类致死原因的首位。如 2009 年 3 月,墨西哥和美国等地先后发生甲型 H1N1 流感,并且疫情在全球迅速蔓延。6 月 11 日,世界卫生组织宣布全球流感大流行,并将甲型 H1N1 流感警戒级别从 5 级提至最高级 6 级。截至北京时间 6 月 19 日 23 时,世界卫生组织确认全球 89 个国家和地区共有 39 620 例甲型 H1N1 流感确诊病例,其中包括死亡病例 167 例。我国报告确诊病例内地 328 例,香港 237 例,台湾 58 例,澳门 1 例。因此,传染病一旦流行,扩散迅速,危害极大。目前一些新的传染病如艾滋病、传染性非典型性肺炎、高致病性禽流感、甲型 N1H1 流感等不断出现,过去一些基本控制了的传染病如今又卷土重来,如结核病、梅毒等。各种病原体的不断变异引起耐药,甚至多重耐药的状况出现,对临床治疗造成极大困难。目前的情形是:经典的传染病还没有完全控制,新的传染病又已经出现,人们面临着新、老传染病的双重威胁。因此,各级政府和卫生行政部门非常重视对传染病的防治,组织开展群众性卫生活动,进行预防传染病的健康教育,做到无病早防、有病早治;提高公众对传染病的防治能力,加强环境建设,消除鼠害和蚊、蝇等病媒生物的危害;同时强调对传染病的预防、控制和严格的疫情报告。因此我们应充分认识传染病的危害性,发生传染病流行时要积极配合卫生部门控制和消除传染病的流行。

五、你知道传染病有哪些共性吗

凡是传染病,都有一定的病原体,包括病毒、细菌、真菌、立克次体、螺旋体、寄生虫等。有一定的传染性,就是指病原体经过病人或病原携带者排出体外,并可通过一定的传播方式进入新的机体内,从而表现出一定的传染性,这种传染性的强度与病原体的种类、数量、毒力及人的免疫状态有关。有一定的流行性、地方性和季节性,从流行性的角度来说传染病流行过程的强度和广度各有不同,可以分为散发、流行、大流行和暴发。散发就是传染病在人群中散在发生;流行是指一个地区或者一个单位,在一定时间内,某种传染病的发病率超过了历年同期的发病水平;大流行是指某种传染病在较短的时间内快速传播、蔓延,明显超过一般的流行强度;暴发是指局部地区或单位在短时间内突然发生较多病人患同一种传染病的情况。地方性是指受气温条件的影响,有的传染病或寄生虫病常局限于一定的地理范围,如一些虫媒传染病(如疟疾)、自然疫源性疾病(如流行性出血热)等。季节性是指随着季节温度和湿度的改变,使传染病发病率增加,如呼吸道传染病冬、春季好发。

六、传染病流行的基本条件

任何传染病的流行必须具备三个基本条件,即传染源、传播途径、易感人群。传染源可以是患者、隐性感染者、病原携带者,也可以是受感染的动物。传播途径包括呼吸道传播、消化道传播、接触传播、血液传播、体液传播,其他如母婴、器官移植传播等多种途径。对某种传染病容易感染,或缺乏特异性免疫力而容易感染此种疾病的人群称为易感人群。部分易感人群感染某种疾病后可获较持久的免疫力,也可以通过疫苗接种获得对某种疾病的免疫力如接种乙肝疫苗等,也有的通过隐性感染而获得一定的免疫力。

七、你知道病原体进入人体后的发病过程吗

病原体进入人体后,根据急性传染病的发生、发展、病情轻重和转归大体要经过四个期,即潜伏期、前驱期、发病期、恢复期。

1. 潜伏期

潜伏期的长短根据不同的病原体有所不同,通常表现为细菌感染的潜伏期较短,如细菌性食物中毒,几小时就会发病;但有些病毒感染后可潜伏长达数年才发病,如艾滋病、狂犬病等。潜伏期病人无自觉症状,但病原体在体内生存、繁殖,也有感染病原体后成为病原携带者,病原体排出体外污染水源、环境而成为传染源。很多家禽(如猪、牛、

犬)和野生动物(如老鼠)都可成为传染源,近年新发现的人感染高致病性禽流感、非典型性肺炎均为家禽和野禽所传播。

2. 前驱期

许多传染病在此期可表现头痛、发热、乏力等症状,一般可持续 1～3 天,有些急骤起病者可不出现前驱期而直接进入发病期。

3. 发病期

在此期,多数病人表现所发传染病的特有症状和体征,如皮疹、肝脾肿大、黄疸、脑膜刺激征等。

4. 恢复期

该期由于机体免疫力的作用,或经过药物等治疗,病理生理过程基本终止,主要症状体征基本消失。在此期间因病原体未完全消除,部分病人的传染性还要持续一段时间。

八、你知道传染病是如何传播的吗

所有病原体从传染源排出,侵入新的机体所经过的途径称为传播途径。对人体而言,也就是如何患上传染病的过程和方式。传染病的传播方式有以下几种。

1. 空气飞沫传播

呼吸道传染病的病原体主要存在于呼吸道黏膜表面的黏液中,当病人或病原携带者大声讲话、咳嗽、打喷嚏、呼气时都可从鼻咽部喷出大量含有病原体的黏液飞沫,这些飞沫的体积小,在空气中悬浮的时间短。飞沫传播的范围仅限于与病人或与病原携带者密切接触的人群,当这些人抵抗力降低时就可能发生呼吸道传染病。

2. 经水或食物传播

水源传播包括两种:一种是当病人和病原携带者的分泌物和排泄物污染水源而引起传播(如痢疾、霍乱等),另一种是由于与疫水(就是带有病原体的水)接触而引起的感染;食物传播也有两种情况,一种是食物本身含有病原体,另一种是食物被病原体污染。肠道传染病、一些寄生虫病以及部分呼吸道传染病可以通过食物传播。

3. 接触传播

接触传播也有两种形式:一种是病原体携带者与没有患病的人接触,而没有其他任何外界因素所造成的传播(如性病、狂犬病等);第二种是指接触被病原体的排泄物或分泌物污染的日常生活用品而发生的传播。被污染的手在间接接触传播中起着特别重要的作用。如被肠道传染病患者(如痢疾、伤寒、霍乱、甲型病毒性肝炎等)的手触碰了的食品,再被其他人吃入口中就可能得消化道传染病;病人使用过被污染的衣被、毛巾、文具、玩具、书籍等也可能引起传染(如肝炎、疥疮、猩红热等)。

4. 直接传播

就是没有患病的人与病人的直接接触,如性病、狂犬病等。

5. 血液传播

通过输血、消毒不严的牙科器械,共用注射器等引起的传播,如艾滋病、乙肝、丙肝、丁肝等。器官移植等也可引起病毒传播。

6. 母婴传播

如母亲患了乙肝有可能将乙肝病毒通过胎盘传给婴儿；感染艾滋病病毒的母亲在怀孕、分娩过程中，可以通过产道传给新生儿；感染者乳汁中可能带有艾滋病病毒，当婴儿吸乳汁时，也可能感染艾滋病病毒。

7. 虫媒传播

青壮年由于劳动需要等原因接触传染源的机会较多，如农田劳动可能接触被污染的水源，较容易患钩端螺旋体病与血吸虫病；野外作业人员与鼠类接触机会较多，容易患流行性出血热、鼠疫等。

传染病不是人人都会患，但当身体抵抗力降低，尤其是免疫功能低下的人容易患传染病。儿童呼吸道缺乏特异性免疫力，故呼吸道传染病发病率相对较高。

九、你知道哪些季节容易发生传染病吗

不同的传染病有不同的特点，传染病的病原体不同，其发病的季节也有差异。如冬末春初为呼吸道传染病发病率较高的季节，因为冬季天气寒冷，人们大多在室内活动，相互接触密切，且室内空气不流通，温度相对较外面高，给室内空气中已存在的细菌、病毒繁殖提供了有利条件。呼吸道感染的病人或病毒携带者在咳嗽或打喷嚏时散播出大量的病原体，使聚集在室内的人们相互传染。另外，由于室内外温差较大，在室外吸入大量冷空气使血管收缩，血流量减少，呼吸道黏膜的免疫保护功能也随之降低，因此呼吸道传

染病发病率也随之增加。春天天气暖和适合细菌、病毒的繁殖，外加人们外出游玩、走访，人与人接触机会增多，也会使传染病的发病率增加。夏天天气炎热，食物腐烂变质较快，亦适合细菌繁殖，容易发生消化道传染病，如痢疾、细菌性食物中毒导致感染性腹泻等。

十、远离传染病的三大法宝

法宝之一：发现传染病或可疑传染病，不管是家人或是邻居，应立即向当地卫生部门或乡村医生报告，以便及时采取有效的隔离、治疗、消毒等措施，防止病情的延误和疫情的扩散，让没有免疫力的健康人避免接触传染源。

法宝之二：养成良好的卫生习惯和文明的生活方式，如勤洗手、注意饮食卫生、远离毒品、保持单一性伴侣等，必要时戴上口罩、穿隔离服，家里可分餐，严格消毒，杜绝传染病的病原体进入健康人体内。

法宝之三：预防接种，疫苗注射，保护易感人群。注意合理膳食和营养，加强体育锻炼增强体质，提高对传染病的抵抗能力。

第二章

流行性感冒

一、什么是流行性感冒

　　流行性感冒(简称流感)是由流感病毒引起的一种传染性极强的急性上呼吸道传染病。流感病毒变异极快,尽管患过流感或注射疫苗可以使人体产生一定的免疫力,但仍可以多次感染发病。这种病毒主要通过空气飞沫传播,也可以通过病人的分泌物(唾液、痰液)污染过的餐具、毛巾、衣被、玩具等物品传播。流感起病急,突然发烧、全身无力、头痛、肌肉酸痛,全身症状较重,与普通感冒相比呼吸道症状较轻。流行性感冒的流行病学最大的特点是突然暴发,迅速蔓延,波及面广,具有一定的季节性,我国北方流行感冒一般发生在冬季,南方多发生在夏季和冬季。

流感病毒传染性很强，更因其以空气传播的特殊性，经常会形成流感的大流行。其高发期主要集中在冬季，可以在数周内迅速扩散，主要见于人群集中的区域如工厂、学校等。一次大流行大约可持续 2 个月。由于流感病毒经常出现变异，所以人们在既往流感中所获得的免疫力往往抵御不了新一轮的流感侵扰。

2009 年 3 月，墨西哥和美国等先后发生甲型 H1N1 流感，其病毒为 A 型流感病毒，H1N1 亚型猪流感病毒毒株，该毒株包含有猪流感、禽流感和人流感三种流感病毒的基因片断，是一种新型猪流感病毒，人与人之间可相互传染。

二、流行性感冒是怎么传染的

流感的传染有三个构成因素：第一个因素是传染源，流感的传染源主要是流感病人，流感病毒主要潜伏在病人的分泌物如鼻涕、痰和唾液中，病毒随时可排出体外感染他人；第二个因素是传播途径，流感病毒主要通过空气飞沫传播，当患者在咳嗽、打喷嚏，甚至大声说话时，都有可能将病毒扩散到周围的空气中，形成的细小飞沫随空气流动传播，当健康人吸入这样的空气后，病毒就会在上呼吸道内感染。此外，流感病毒还可通过接触进行传播，当健康人群的手接触被流感患者污染的物品后，再用手触摸鼻子、眼睛、嘴唇等黏膜处也会引起感染；第三个因素就是易感人群（容易感染的人们），流感流行时不是所有的人都会患病。60 岁以上人群、慢性病患者（如心脏病、慢性阻塞性肺病、哮喘病、糖尿病、肾病等）、体质较弱或免疫功能低下者容易感染此病。此外，医疗卫生机构工作人员，特别是一线工作人员，小学生和幼儿园儿童，在相对密闭环境中工作的人，经常处于人群密集环境中的人，服务行业从业人员，养老院、老年人护理中心、幼托机构的工作人员，经常出差或到国内外旅行的人员，也容易感染此病。

甲型 H1N1 流感是由新的猪流感病毒变异株引起，人群普遍易感，已引起跨国、跨洲传播，病人在发病前一天已可排毒，有些人感染后不发病，但仍然具有传染性，隐性传染比例相当高。

三、流行性感冒有哪些表现

流感的潜伏期大约为 2～4 天，多数起病急，全身症状重，呼吸道症状轻，一般在 1～2 天时达高峰，3～4 天后热退，症状也随之消失。但乏力、咳嗽时间可持续一周以上。

典型的流感病情较重，病人畏寒、发热，体温高达 39℃～40℃左右，并有全身症状，如头痛、四肢肌肉酸痛、全身无力，同时有轻微流鼻涕、鼻塞等。时有恶心、呕吐、腹泻等胃肠道症状。

轻型流感发病急，呼吸道症状及全身症状轻，无其他并发症。

重型流感病情一开始就非常严重，有高热、烦躁、呼吸困难、剧烈咳嗽、痰中带血等肺炎的表现。重型流感多见于原有心、肺疾病病人或孕妇。还有一种则较少见，即常有高热、神志不清、颈项强直、抽搐等脑炎的表现，此种病人最危险。

甲型 H1N1 流感的症状与其他流感症状类似，如高热、咳嗽、咽喉痛、肌肉痛、乏力、厌食等，有些患者还可出现腹泻、呕吐、眼睛发红、头痛和流涕等症状。

四、流行性感冒该如何防治

1. 治疗

患轻型流感的病人需卧床休息，保证充足的睡眠，多饮水。多用温水漱口，保持鼻咽部及口腔清洁。注意饮食调节，给予清淡易消化的食物，但要保证营养，宜少食多餐，退热后可进流食或软食。

如有高热、全身肌肉酸痛症状，应赶快看医生，给解热止痛药；如病情严重、体质较差、有慢性疾病的病人，或合并肺炎者应该及时到条件好的医院做相应检查及治疗。

2. 预防

疫苗接种是最有效、最安全，也是最经济的办法，每年可接种 1 次流感疫苗，最好在 9～11 月接种。疫苗接种适宜的人群：65 岁以上的老人，慢性心、肺、支气管疾病的病人，慢性肾功能不全者，糖尿病病人，免疫功能低下者。

避免与流感病人近距离接触。因流感病毒由空气飞沫或沾染到手上的病毒而传染，所以要勤洗手。流感流行期间尽量少去公共场所玩耍。注意加强锻炼，增强体质，室内

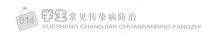

开窗通风良好,注意个人卫生和环境卫生,保证充足睡眠和营养。

由于甲型 H1N1 流感病毒主要通过空气和接触传播,因此咳嗽或者打喷嚏时应该掩住口鼻;应勤洗手,还可经常用酒精为日常用品消毒。此外,少在人多的地方"扎堆儿"也是降低感染概率的一个有效方法。一旦发现染病,患者应尽量避免外出,以防将病毒传染给他人。

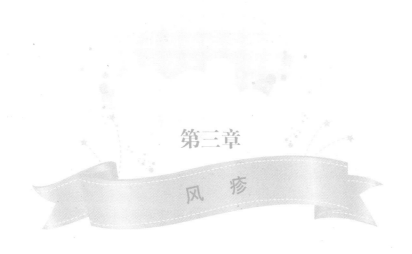

第三章

风 疹

一、什么是风疹

　　风疹是由风疹病毒引起的一种以儿童为多发人群的急性发疹性呼吸道传染病。临床上分为获得性风疹(自然感染)和孕妇早期感染风疹病毒,待胎儿出生后的先天性畸形(先天性风疹综合征)两种类型。临床表现有轻度上呼吸道炎症、低热、全身红色斑丘疹,伴有耳后淋巴结肿大等特征。风疹病人在出疹前7天至出疹后5天可从鼻、咽部分泌物及大小便中排出风疹病毒,其传染性较强。风疹的传染源主要来自病人,其次是隐性感染者。风疹主要通过呼吸道传播,如果与病人密切接触或使用被病人污染的物品也会引起传染;孕妇感染风疹传播给其宫内的胎儿亦有可能引起先天性风疹综合征。风疹发病地区广,人群普遍容易感染,尤其儿童发病率较高。目前,随着预防接种工作的普遍开展,风疹的发病年龄有增长趋势,成年也可发病。成人感染风疹病毒可获得持久免疫。

二、风疹有哪些特点

风疹发病季节以冬、春季较明显,遍及世界各地,尤以温带较多。风疹传染性没有麻疹强,接触病人后不是人人都会发病,约三分之一的人发病。在人口集中的地方如学校、部队等容易流行,人口密集的城市发病率高于农村。每隔 6～10 年出现一次周期性流行,暴发流行时再感染人群约为 4%～6%。

三、风疹是如何传染的

风疹与其他传染病一样,也具有传染病的共性,即传染源、传播途径、易感人群。风疹的传染源为风疹患者、无症状病毒携带者及先天性风疹患者。病人出诊前后各 5～7 天可从鼻咽部排出病毒,出疹期病人大小便中也可排出病毒,因此本病的传染性多集中在出疹前后。先天性患儿出生后排泄物中可排出病毒,也可造成易感人群的感染。主要经过空气飞沫经呼吸道传播,病人和病毒携带者通过咳嗽、打喷嚏、大声说话等方式将病毒传播给易感人群而发生感染;风疹病人的排泄物污染衣被、餐具、玩具后发生接触传染;母亲可通过母乳传给婴儿或胎盘传给胎儿。风疹大部分人普遍易感,胎儿期也可感染。由于胎儿在母体内获得了一定的免疫力,出生后 6 个月内的婴儿很少发病。6 个月后母体传给的免疫力下降,抗体转为阴性,这时的婴儿转变为易感者。1～10 岁期间风疹抗体逐渐形成,到 10 岁时达 90％,因而 1～9 岁是本病的易感年龄。成人也可发病。感染后可获得较持久的免疫。

四、风疹有哪些表现

病毒感染后无症状时段为潜伏期,一般 20 天,平均 18 天。此期间病人无自觉症状。

1. 出疹前的症状

幼儿无此期,青少年及成年人有低热或中等程度发热,一般持续 1～2 天,同时伴有头痛、乏力、食欲减退、咳嗽、流鼻涕、打喷嚏、咽喉肿痛、眼睛酸涩、流泪畏光、结合膜充血等上呼吸道症状,亦有关节酸痛。少数有恶心、呕吐等消化道症状。

2. 出疹时的症状

通常发热后第 2 天在面部出现皮疹,以后迅速蔓延至躯干四肢,但手心及足底常无皮疹。皮疹呈多形性,数量少而色淡,大多为散在斑丘疹,一般不融合,也可大片皮肤发红或针尖状皮疹,但也有躯干及背部皮疹分布均匀密集,部分融合类似麻疹,面部及四肢远端分布稀疏。皮疹一般持续 3～5 天后消退,个别病人皮疹呈出血性,主要是伴有血小板减少和毛细血管通透性增加所致的全身出血倾向。皮疹消退后无色素沉着，亦不留后遗症。极少数病人因病情严重可有糠麸样脱屑，甚至有大块的脱皮。出疹期多数病人体温在 38℃左右，很少有高热现象。随着皮疹的消退，体温也逐渐恢复正常，全身症状消失，但脾大和肿大的枕后、耳后、颈部等浅表淋巴结需要数周后才能完全恢复。也有无皮疹性风疹的病人，临床上可仅有咽部充血、浅表淋巴结肿大而没有发热，此种表现多见于较大的儿童。

如有风疹的上述表现，并有与风疹病人接触史，且周围相同病情的人较多时，可以判断自己是否患了风疹。但应排除以下与风疹相同的出疹性疾病：麻疹多在两天后出现麻疹黏膜斑，皮疹出现的顺序由耳后、发际开始由上而下遍及全身，手、足心均有，皮疹消退按出疹顺序先后消退，并有糠麸样脱屑，皮肤有色素沉着；猩红热前驱期发热、咽痛明显，1～2 天后全身有针尖状大小红疹，疹间皮肤充血明显，压之褪色，皮疹消退时可见大片脱皮；药物疹，皮疹与用药有明显的关系，皮疹形状不一，皮肤瘙痒，无呼吸道症状，停药后皮疹消退。

五、风疹该如何防治

1. 治疗

一般应隔离至出疹后 5 天。患者应卧床休息，给予易消化的流质或半流质食物。

目前还没有特效的药物治疗风疹。主要是对症治疗，高热、头痛者可酌情应用解热镇痛药。其次是并发症的治疗，有脑炎者可按脑炎的治疗方法。孕妇怀孕早期感染风疹,明确诊断后应考虑终止妊娠。

2. 预防

首先应切断传染源,病人隔离至出疹后 5 天。本病症状轻微,隐性感染者多,故易被忽略不易做到全部隔离。但妊娠期特别是妊娠初期 3 个月内的妇女在风疹流行期间,应尽量避免接触风疹病人。如果已经接触风疹病人,可在接触后 5 天内肌肉注射丙种球蛋白,有一定的预防效果。

风疹的预防不仅是针对儿童,也包括育龄妇女,因为先天性风疹危害较大,可造成死胎、早产或先天畸形。因此,育龄妇女的预防非常重要。疫苗接种可预防风疹流行,经过十余年来广泛应用的风疹减毒疫苗均证明安全有效,接种后抗体阳转率在 95% 以上。接种后仅个别有短期发热、皮疹、淋巴结肿大及关节肿痛等反应,免疫后抗体持久性大多可维持在 7 年以上。风疹与麻疹、腮腺炎疫苗联合使用可取得良好的效果。目前我国也已制成风疹减毒活疫苗,有的地方已开始使用并将其逐步纳入到计划免疫中,重点免疫对象包括婚前育龄妇女,初、高中毕业班女生及大学女生。

第四章

麻疹

一、什么是麻疹

　　麻疹是由麻疹病毒引起,有一定季节性(冬末春初)的急性呼吸道传染病。此种病多发生于婴幼儿,但近年来,不少地区年龄较大儿童甚至成年人其发病率有上升趋势。临床以发热、流涕、咳嗽、眼结膜充血为主要症状,口腔黏膜出现科普利克斑(麻疹黏膜斑)及皮肤斑丘疹,其也是麻疹出疹前的确诊依据。麻疹传染性强,病人是唯一的传染源,主要经空气飞沫进入呼吸道传播,易感者接触后有90%以上发病。根据临床表现的不同可分为典型麻疹和非典型麻疹,近年因麻疹疫苗的普遍接种和丙种球蛋白的应用,以及机体免疫功能低下等原因,常导致麻疹的临床表现不典型,给诊断带来一定影响。不典型麻疹有轻型麻疹、重型麻疹、非典型麻疹综合征、无疹型麻疹及成人麻疹等。部分病人可出现并发症如肺炎、麻疹脑炎。

二、你清楚麻疹是怎么传染的吗

1. 传染源

麻疹病人是唯一的传染源，出疹前后各 5 天传染性较强。麻疹病毒存在于患者的眼泪、鼻涕、唾液中，如免疫力下降、抵抗力低的人直接与病人接触，其发病率可高达 90%。

2. 传播途径

麻疹病人在咳嗽、打喷嚏时病毒可借飞沫小滴散布到空气中，直接进入周围人群及易感者的呼吸道或眼结膜而感染。密切接触者也可借手的污染而传播。

3. 易感人群

从未接种疫苗和未患过麻疹的人是麻疹的易感者。半岁前的婴儿具有母体的抗体，患过麻疹、接种过疫苗的人可有一定的免疫力，但抗体水平逐年下降，因此，再次接触麻疹病人还可能发病。

三、麻疹有什么特点

麻疹流行多发生在冬、春季，近年来多为散发。但如果传染源进入易感人群集中的地区，也可引起暴发流行。如果不普及疫苗接种,往往可能 2～3 年发生一次流行。当城市易感者超过 40%,农村易感者达 60%～80% 时即有发生流行的可能。

四、麻疹有哪些表现

麻疹的潜伏期为 10～20 天。典型的麻疹可分为三个期。

1. 出疹前期

起病急,主要表现为发热、咳嗽、流涕、流泪、畏光、眼结膜充血、头痛,有的出现食欲减退、呕吐、腹泻等症状。出现发热后 2～3 天,病人口腔两侧颊黏膜可出现科普利克斑(麻疹黏膜斑),斑点为针尖大小的白色小点,周围一圈红晕。此斑是麻疹特有的表现。

2. 出疹期

发热第 3 天体温升高达 40℃,皮疹开始出现,出疹部位依次为耳后、颌面、颈、胸、背、腹部、四肢,最后是手心、足底。皮疹特点:初为淡粉色斑丘疹,大小不等,高出皮面,压之褪色,疹间皮肤正常,以后逐渐融合。此时全身症状重,浅表淋巴结及肝脾轻度肿大,有的肺部听诊可闻及干、湿啰音,X 线检查肺部有轻度弥漫性浸润及肺纹增多改变。

3. 恢复期

皮疹出现后 5～7 天,体温逐渐下降,呼吸道症状及全身症状明显减轻。皮疹按出疹先后顺序消退,最后留下棕褐色色素斑,并有糠麸样脱屑。其病程约 10～14 天。

4. 不典型麻疹的症状

（1）轻型麻疹

多见于有一定免疫力者。病情较轻，无明显前驱期，温度不高，发热时间短，有的可无发热，无麻疹黏膜斑，皮疹稀疏或无皮疹。

（2）重型麻疹

持续感染或超高热，全身中毒症状重，可伴有中枢神经系统症状和循环衰竭（休克型麻疹）；皮疹迅速融合，可出现出血性皮疹，伴有黏膜和内脏出血。重型麻疹多见于有严重基础疾病、重度营养不良和免疫功能低下的病人。其死亡率高。

（3）异型麻疹（非典型麻疹综合征）

多发生在接种灭活麻疹疫苗后6个月至6年间，再接触麻疹病毒或注射灭活疫苗时引发的一种迟发型过敏反应。与典型麻疹不同的是初发麻疹的顺序改变，疹型各异，开始为红黄色斑丘疹，继而出现瘀斑、瘀点、疱疹、红斑或荨麻疹样皮疹，腋下和躯干皮疹密集，面部较少，黏膜斑不多见；发热时间长，热度高，平均为16天，全身症状重，可并发肺炎、心肌炎、胸腔积液等。

（4）无疹型麻疹

发病时不出现皮疹和黏膜斑，诊断主要依据前驱期症状，有条件者可做麻疹特异性抗体检查。此型多见于免疫功能低下者。

（5）成人麻疹

出疹顺序较典型，症状较重，缺乏卡他症状；消化道症状多见；麻疹黏膜斑存在时间较长，皮疹粗大，多密集于面

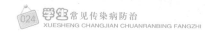

部与躯干,部分有肝功能损害。

五、患麻疹时会对身体其他器官有损害吗

部分病人可以有以下器官的损害:麻疹没有出齐就突然隐退,或皮疹已经出齐但体温仍持续不退,或出疹过程中出现高热、气急、口唇发绀、面色不好、四肢发冷、嗜睡、烦躁不安、抽搐等情况,可能有支气管肺炎、心衰、脑炎等并发症;麻疹出疹期间患儿吸乳或饮水呛咳,声音嘶哑,继而出现呈犬吠声咳嗽,并出现吸气性喘鸣,重者可出现吸气性呼吸困难,三凹征,于夜间加重,此种症状在排除气管异物后要考虑喉炎的可能。

如家里有麻疹病人,应该了解其他有关出疹性疾病的表现。例如风疹的症状:发热2天左右出现皮疹,全身症状轻微,无口腔黏膜斑,皮疹消退后无色素沉着和脱屑,无浅表淋巴结肿大;幼儿急疹症状轻,热退后出疹,1~2天后皮疹消退加快;药疹皮疹呈多型性,发痒,与用药有关,停药后皮疹消退。

六、麻疹该如何防治

1. 治疗

(1)及时就医,加强护理

体弱病重者应及时到医院看医生。根据病情发热者,应适当应用退热药,咳嗽、咳痰可用止咳祛痰药。患者应卧床休息,保持室内空气新鲜,通风良好,温度适宜。注意眼、鼻、口腔、皮肤清洁。补充水分,给予富含维生素、营养丰富易消化的食物。

(2)合并症的治疗

合并支气管肺炎者,如中毒症状重,在有效抗炎的同时可适当应用氢化可的松5～10mg/kg,亦可给予丙种球蛋白肌肉注射以减轻病情;有心衰者可用强心剂、利尿剂、心肌营养药,同时注意水电解质平衡;合并喉炎者,应保持安静,给予雾化吸入抗生素和皮质激素;合并脑炎者,可使用脱水剂,抽搐者给予镇静剂,应用能量合剂或营养脑细胞药物等。

2. 预防

切断传染源,隔离病人至出院后5天,伴有呼吸道症状者应延长至10天。

流行期间,易感人群应避免去公共场所,到医院看病时应戴上口罩。若抵抗力低下的儿童接触麻疹病人后,5天内注射人血丙种球蛋白3mL,可防止发病。

疫苗接种。出生8个月时初种麻疹疫苗,1岁半时初种麻、腮、风疫苗,6岁时复种麻、腮、风疫苗;未接种过疫苗者在麻疹流行季节前1个月接种最好。在接触麻疹病人后2日内,应紧急接种疫苗,仍可防止发病或减轻病情。

第五章

水 痘

一、什么是水痘

水痘是由水痘-带状疱疹病毒引起的传染性较强的出疹性疾病。水痘和带状疱疹是同一病毒。水痘病原体主要通过空气飞沫以及被病人污染的物品传染,病人为唯一的传染源。人群对水痘普遍容易感染,6～9岁儿童发病率较高。水痘-带状疱疹病毒也可引起带状疱疹。成人感染水痘-带状疱疹病毒后,潜伏于感觉神经节的病毒被再激活从而发生皮肤感染,以沿一侧周围神经出现呈带状分布的疱疹,可形成局部的带状疱疹。其多发生于腰背部,也可出现在头面部、胸腹部。带状疱疹多发生于老年人,年轻人也常有发生。妊娠期感染水痘,可引起胎儿畸形、早产或死胎。孕妇产前数日内患水痘,新生儿可发生水痘,病情较严重,新生儿以后可发生带状疱疹。水痘常年四季均可发病,冬、春季发病率较高。

二、水痘是怎么传染的

水痘病人是唯一的传染源,自发病前1～2天到皮疹干燥结痂为止,都具有传染性。水痘的传播途径,病原体主要通过飞沫和直接接触传染,传染性强,儿童接触水痘病人后易感者达80%～90%发病,因此必须严格隔离。水痘的易感人群(容易感染的人群),任何年龄都可感染,尤其是婴幼儿和学龄前儿童发病率较高,半岁以内的婴儿较少患病,但也有新生儿患病的。孕妇患水痘可以通过胎盘使胎儿感染。成人偶尔被感染。一次患病后可获持久免疫,极少有再次患病的。

三、水痘有哪些表现

普通的水痘,根据流行病学和临床表现不难作出诊断,但是免疫缺陷个体常表现出不典型特征,需要综合判断。

1. 潜伏期

病人在感染水痘-带状疱疹病毒之后,一般有13～17天的潜伏期,才会逐渐出现症状。

2. 出痘前期

水痘在出疹之前,病人会有皮肤发痒和全身发热的感觉,同时伴有食欲下降、头痛、咽痛、四肢酸痛、恶心、呕吐、腹痛等前驱症状,儿童出疹和全身症状多同时出现,无前驱期症状。

3. 出痘期

1~2天后,病人胸、背、腹部出现小红丘疹,称为"痘疹",以后逐渐波及脸上、手臂和腿部,但主要位于躯干。水痘的特点与其他皮疹所不同的是:皮疹高出皮面,周围皮肤完好,边界清楚,不同时间可出现多样不同阶段的发痒性斑点(好转新发同时出现),为水痘的特征性改变。几天内变化较大,开始为红色皮疹,迅速发展为清亮、卵圆形、水滴状小水泡,周围有红晕,严重感染者可能会扩散至口腔黏膜或体内其他组织,从而产生非常严重的全身不适。这样的现象持续3~4天后,疱疹很快开始由里面含有澄清液体的水泡,变得浑浊、裂开或干缩、结痂,红晕消失。但若有继发感染,则成脓疱,结痂和脱痂时间将延长。水痘脱痂后多数不留瘢痕,一旦被抓破可能会留下永久性瘢痕。水痘发病过程中如果没有发生严重的并发症,在结痂时,病人的自觉症状开始好转。

4. 水痘的异型症状

异型水痘有大疱性水痘、出血性水痘、新生儿水痘、成人水痘等。如果需要进一步诊断者,可去有条件的医院进行化验检查,可以查到病毒颗粒;也可做培养或病毒分离、血清学检查。

根据水痘的流行特点,上述典型的临床表现很容易判断出自己的病情。但应该排除以下疾病:(1)脓疱疮,常发生于鼻唇周围或四肢暴露部位,开始为疱疹,后为脓疱,最后结痂,痘疮不会分批出现,亦无全身症状。(2)丘疹样荨麻疹,丘疹样荨麻疹是皮肤过敏性疾病,婴幼儿多见,四肢、躯干皮肤分批出现红色丘疹,顶端有小泡,周围无红晕,不结痂。

四、水痘该如何防治

1. 治疗

水痘无特效治疗。发热期应卧床休息,加强护理。早期可用抗病毒药阿昔洛韦或加用干扰素,可抑制病毒复制。根据病情对症处理,如发热可用退热药,皮肤发痒可加用止痒药、镇静剂。进食容易消化的食物,注意补充维生素及水分。保持皮肤清洁,勤换衣服。注意修剪指甲,尽可能防止患儿抓破水痘继发感染。如果出现并发症如肺炎、脑炎等必须及时到医院就诊,做相应的抢救治疗。

2. 预防

首先必须隔离病人,直到全部水痘疱疹干燥结痂为止,以避免引起他人感染。在人群集中的地方,对接触水痘病人而缺乏免疫力的小儿应隔离观察 20 天以上。若无新病例发现可解除隔离。

严格消毒处理被患者呼吸道分泌物或皮疹渗出液所污染的空气、衣服、被褥及其他用品,要利用通风、暴晒、煮沸等进行消毒。有条件的地方可用紫外线照射消毒。

疫苗接种,1 岁以上和没出过水痘的儿童可到医院接种水痘疫苗,进行人工免疫。对身体非常虚弱的人和其他有慢性疾病的人可适当应用胎盘球蛋白。

第六章

狂犬病

一、什么是狂犬病

狂犬病是狂犬病毒引起的，以中枢神经系统症状为特征的人畜共患传染病。主要临床表现为特有的狂躁、恐惧不安、恐水怕风、流涎和咽肌痉挛等，最终发生瘫痪而危及生命，死亡率几乎为百分之百。狂犬病多见于患病的犬、猫、狼等食肉动物咬伤人而引起感染。

二、狂犬病是如何传染的

狂犬病的传染只由传染源和易感人群两个因素构成，狂犬病是狂犬直接咬伤人传播的。传染源是狂犬，人被狂犬咬伤传播占发病总数的 80%～90%，其次是患病的猫和狼，但家畜感染狂犬病毒后也可患病。病人唾液中含有少量病毒，但人与人相互传染较少见。若病人患病时因精神狂躁而伤及正常人也可发病；也可由带病毒的唾液经感染各种抓伤黏膜和皮肤而引起。狂犬病发病无季节性，常年均可发生。男女老少都易感。患病几率因与接触动物时间有关，狩猎者、兽医及动物饲养者更容易感染。农村青少年与病兽接触机会较多，故发病率相对较高。人被狂犬咬伤后发病率为 15%～30%，被病狼咬伤后发病率为 50%～60%。被咬伤后若及时处理伤口，以及全程、足量注射狂犬疫苗，其发病率可下降为 0.15% 左右。因此，凡是被病犬、病猫咬伤、抓伤后应及时去当地卫生防疫部门进行处理。

三、狂犬病有哪些表现

近期有犬、猫咬伤或其他宿主动物舔、咬伤病史的，愈合的伤口周围会感觉异常、麻木、刺痛、发痒或蚁走感。被咬伤后潜伏期长短不一，短的 10 天，多数在 3 个月内，4%～10% 的病人潜伏期超过半年，长的可达一年甚至数年。潜伏期长短与伤口深浅，清创是否彻底，病毒入侵的数量多少及伤者的免疫力有较大关系。典型病例的临床过程可以分为前驱期、兴奋期、麻痹期三个期。

1. 发病前期

即前驱期，多数有发热、头痛、食欲减退、乏力、恶心、呕吐、全身不适等症状。同时对风、光、声、痛等敏感，并伴有咽喉肌紧缩感。有二分之一或三分之一的病人伤口部位及其神经支配区域有麻木、发痒、虫爬感、蚁走感或刺痛感,此症是早期最有意义的症状。此期常持续 1～4 天。

2. 发病期

即兴奋期,该期病人神志清楚,常处于兴奋状态,表现为极度烦躁、恐惧,对风声、水声的刺激非常敏感,常常引起咽喉肌痉挛、呼吸困难。恐水是狂犬病的特殊症状,但不是所有病人的共同特征,且出现时间也不定。典型症状是听见水声、看见水、饮水或谈及饮水时均可引起严重的咽喉肌痉挛。故病人常常是渴而畏饮,饮而咽下不能,常使病人出现声音嘶哑和严重脱水。风对狂犬病人有较强的刺激作用,微风也可引起咽喉肌痉挛。其他如光、音响、触动等也可引起同样症状。由于病毒伤及神经系统,使交感神经亢奋,引起出汗、流涎、心率加快、血压升高,双瞳孔扩大,但病人神志一直清楚,随着兴奋状态加重,多有精神失常、幻觉、谵妄、定向力障碍等。病程进展快,多在发作中死于呼吸、循环衰竭。

3. 麻痹期

兴奋症状消失,痉挛发作减少至停止,病人逐渐安静,出现瘫痪,尤以肢体软瘫多见,逐渐至眼肌、颜面肌、咀嚼肌受累,呼吸慢且不规则,心跳减弱,神志不清,最终至呼吸麻痹、循环衰竭而死亡,为期 6～18 小时。

狂犬病的诊断不难,但需要进一步排除以下疾病:(1)破伤风,有外伤史,潜伏期短,牙关紧闭,苦笑面容,肌肉阵发性痉挛,而无恐水症状。(2)病毒性脑炎,有不同程度的意识障碍,脑脊液检查可鉴别。(3)狂犬病恐惧症,癔症病人被动物咬伤后,不定时间内出现咽部有紧缩感、恐怖感、甚至出现恐水,但不出现畏风、发热、流涎,经暗示及对症治疗,常迅速恢复。

四、狂犬病该如何防治

1. 治疗

(1)一般处理

将病人隔离至安静、光线较暗的房间,避免不必要的刺激。病人分泌物、排泄物必须严格消毒处理。

(2)加强护理

严密监护呼吸、循环系统并发症。病人常在出现症状后3～10日内死亡。其主要死亡原因系肺气体交换障碍,肺部继发感染;心肌损害及循环衰竭。因此必须加强对呼吸循环系统的监护。

(3)对症处理

注意水电解质平衡,及时补充热量,有烦躁不安、痉挛者可给予安定、苯巴比妥及冬眠药;有心律失常者可给予强心剂和β-受体阻滞剂;有脑水肿者可给予脱水剂;咽喉肌痉挛者导致窒息,必要时可做气管切开,保持呼吸道通畅,同时给予氧气吸入。

2. 预防

(1)一般的预防

一旦被狂犬咬伤或被病猫、家犬抓伤应及时处理,用

20％的肥皂水或清水彻底清洗所有伤口，反复清洗20～30分钟，再用75％的酒精或2％～3％的碘酒涂擦。对创口较深、较广处和头面部、手、颈部等处，如有高效价免疫血清，皮试呈阴性后可在伤口处做浸润注射。伤口在数日内仍不愈合的，也可酌情应用抗生素及破伤风抗毒素。

（2）疫苗接种

凡是被狂犬或其他动物咬伤、抓伤者应及时注射狂犬疫苗。其用法：一般咬伤者于当天注射1次疫苗，第4天、第7天、第14天、第30天各注射1次（液体疫苗2mL，冻干疫苗1mL或2mL），儿童用量相同。严重咬伤者，除上述处理外应于当天、第4天注射加倍量疫苗，并于当天注射疫苗的同时合用抗狂犬病血清。凡是使用抗狂犬病血清者必须在全程疫苗注射完毕后再注射2～3次加强针，即全程注射后第15、75天或第10、20、90天加强注射疫苗。注射部位在三角肌。

（3）抗狂犬病免疫血清的应用

确诊是狂犬咬伤或其他患狂犬病动物舔、咬伤者，必须在注射疫苗的同时注射抗狂犬病血清或特异性免疫球蛋白；咬伤部位在近中枢神经系统或伤情严重者必须与疫苗同时应用。抗狂犬病血清应用剂量为人源性抗血清（特异性免疫球蛋白）20IU/kg，异源性抗血清40IU/kg，总量一半在伤口行局部浸润注射，剩余剂量做臀部肌肉注射。为避免异源性抗血清的过敏反应，注射前应做皮肤过敏试验，过敏者可脱敏注射。

（4）加强动物管理，控制传染源

对家养犬进行预防接种登记管理，野犬尽量捕杀。对狂犬、狂猫应立即击毙,病死动物应焚烧或深埋,决不能剥皮食肉。

狂犬病的死亡率几乎为百分之百,因此,凡是被狂犬或其他患病动物咬伤后应及时到医院进行处理,尽量控制病情恶化。

第七章

腮腺炎

一、什么是腮腺炎

流行性腮腺炎，俗称"寸耳寒"，是由腮腺炎病毒引起的急性呼吸道传染病。发病主要集中在儿童和青少年，临床主要表现为发热和腮腺肿痛。全年均可发病，以冬、春季为多。

二、腮腺炎是如何传染的

腮腺炎与其他传染病一样，也有构成传染病的三个因素：传染源，早期患者和隐性感染者都是传染源，病人腮腺肿大前7天和肿大后9天传染性最强。传播途径，主要通过空气中病人的飞沫传播,如咳嗽、打喷嚏、说话时溅出的口水等都可引起感染。易感人群,大多数是儿童及青少年,婴儿在 8 个月前一般不会得此病。没有免疫力的成人也可能发病。

三、腮腺炎有哪些表现

有些病人腮腺肿大前无症状,有些病人在腮腺肿大前 1～2 天有发烧、头痛、无力、全身酸痛、食欲下降的症状。体温可达 38℃～40℃。腮腺肿大是该病的首发和主要表现,先一侧腮腺肿大,2～3 天后有些病人出现对侧腮腺肿大,腮腺肿大是以耳垂为中心向前、后、下肿大,疼痛明显。腮腺表面皮肤不红但有发热,吃东西特别是酸性食物时疼痛加重。腮腺肿痛 2～3 天时最明显,持续 4～5 天后逐渐消肿。整个病程持续 10～14 天,腮腺肿大 10 天后无传染性,严重的病人可累及颌下腺、舌下腺、颈淋巴结,出现进食困难。

怀孕后前 3 个月感染流行性腮腺炎,可引起胎儿死亡及流产。孕妇在生小孩前 1 周如得了腮腺炎,出生的婴儿可有明显腮腺炎表现。

四、你知道腮腺炎的并发症吗

第一是脑膜脑炎,为儿童期最常见的并发症。多数在腮腺肿大后 4～5 天发生,表现为头痛、发烧、颈部僵硬、抽筋等,一般预后多良好,重症者可导致死亡。

第二是睾丸炎和卵巢炎,多见于青春期后的青少年或成人。男性病人发生睾丸炎常见于腮腺肿大开始消退时,约在生病后一周时出现,体温突然升高,睾丸肿大、疼痛,常合并附睾炎、鞘膜积液和阴囊水肿。急性症状持续 3～5 天,10 天内逐渐好转,引起不生育的为少见。女性病人发生卵巢炎的为成年妇女,出现发热、呕吐、腰痛、下腹疼痛和压痛,右侧卵巢炎很像阑尾炎,但不影响以后生育。

第三是胰腺炎,常在腮腺肿大数天后出现。可出现恶心、呕吐和中上腹疼痛及压痛。

其他如心肌炎、乳腺炎和甲状腺炎等亦可在腮腺炎前后发生。

五、腮腺炎该如何防治

1. 治疗

卧床休息,隔离至腮腺完全消肿,该期间约 3 周。多喝开水以补充水分,吃容易消化的食物,不吃酸性食物,早晚刷牙,吃饭后盐水漱口。可用仙人掌去皮,捣成糊状抹在腮腺部位,但过敏的人不宜应用。头痛和腮腺肿胀痛的人可以用镇痛药。睾丸胀痛的病人可以用棉花垫和丁字带托起。及时到当地医院治疗。

2. 预防

病人餐具、用品,能煮的用煮沸法消毒,温度在 56℃持续煮 20 分钟就可以杀死病毒。勤晒棉絮、衣物。房间要通风,保持空气对流。1 岁以上的儿童,可注射"麻疹、风疹、腮腺炎"三价疫苗或腮腺炎疫苗。在腮腺炎流行期间,不要带孩子到公共场所,不接触腮腺炎病人,勤洗手,注意口腔卫生,还要避免伤风感冒。

第八章

猩红热

一、什么是猩红热

猩红热是由 A 组 β 型溶血性链球菌引起的急性呼吸道传染病。多发生于冬季，儿童多见，临床以发热、咽峡炎、全身弥漫性充血红斑疹和退疹后明显的脱屑为特征。少数患者可引起心、肾、关节的变态反应性并发症。

二、猩红热是如何传染的

传染源：病人和感染了 A 组 β 型溶血性链球菌而没有症状的人。病人从发病前 24 小时至发病高峰期传染性最强。

传播途径：主要通过空气中病人的飞沫传播，如咳嗽、打喷嚏，说话时溅出的口水。少数经过被污染的用具、玩具、书、饮料等间接传染。个别情况下可由皮肤感染的伤口或产道侵入，引起外科猩红热、产科猩红热。

易感人群：猩红热不常见，人群普遍易感。本病冬、春季发病较多，主要见于5～15岁儿童。

三、猩红热有哪些表现

猩红热发病期间有如下症状：多数为持续性发热，体温可高达39℃左右，同时出现头痛、全身不适、进食减少；咽峡炎，表现为咽喉部疼痛，进食时疼痛加重，咽部充血、扁桃体红肿，并有脓性渗出物。

皮疹为本病重要表现。发热后24小时内开始出现皮疹，此时体温最高，全身症状明显。皮疹从耳后、颈部及上胸部开始，24小时内迅速遍及全身。皮疹特点是全身皮肤发红，在发红的皮肤上，广泛分布密集而均匀呈针头大小的充血的与毛囊一致的鸡皮样疹子。疹子之间无正常皮肤存在，压之褪色，去压后数秒恢复。偶有疹子顶端带有小脓头，称"粟粒疹"。严重者可有出血性皮疹。在腋窝、肘窝及腹股沟处，因压迫、摩擦可引起皮下出血，形成紫红色线条，称为"帕氏线"。面部绯红而无皮疹，口鼻周围相对苍白，称为"口周苍白圈"。皮疹出现后48小时达高峰，然后按出疹先后顺序消退，2～4天退完。重者可持续1周。出疹子的同时，舌面有白苔，红肿的舌乳头凸出舌面，舌尖及舌前部边缘明显，称为"草莓舌"。2～3天后舌白苔脱落，舌面光滑呈绛红色，舌乳头仍凸起，称为"杨梅舌"。颈部及颌下淋巴结可有肿大、压痛症状。生病后 1 周左右皮疹开始消退。脱皮轻重不一，呈糠屑样、片状、大片状，有时呈手套、袜套状。

四、猩红热该如何防治

得了猩红热应卧床休息，呼吸道隔离 6 天。高热的人，可用 50% 的温热酒精或温热水擦拭颈部、腋窝、腹股沟处。吃清淡食物。早晚刷牙，吃饭后用盐水漱口。及时到医院治疗。

病人餐具、用品，能煮的用煮沸法消毒，菌体加热 60℃ 30 分钟可被杀死。勤晒棉絮、衣物。房间要通风，保持空气对流。在猩红热流行期间，不要带孩子到公共场所，接触病人应戴口罩。病人的分泌物及污染物应随时消毒。青霉素不过敏的人，每天可肌注苄星青霉素 120 万 U 预防。

第九章

疟 疾

一、什么是疟疾

疟疾俗称"打摆子",是由疟原虫经按蚊叮咬传播的传染病,它是一种古老而又严重的疾病。临床上以周期性、定时性发作的寒战、高热、出汗退热,以及贫血和脾大为特点。

二、疟疾是如何传染的

传染源:疟疾病人和带疟原虫的人。

传播途径:按蚊虫叮咬了疟疾病人或无症状带虫者后,再叮咬健康人,就会把病人或带虫者血液里的疟原虫传给健康人,从而使健康人得疟疾。另外,输入带疟原虫的血液或使用受污染了疟原虫的注射器的病人，也可感染疟疾。偶见通过胎盘感染胎儿。

人群易感性：人对疟疾普遍易感。

三、疟疾有哪些表现

寒战：为突然发作，表现为先有畏寒感，如四肢及背部发冷，逐渐发展到全身，出现寒战、面色苍白、唇指发乌，伴有头痛、恶心、呕吐等，寒战常持续几分钟至 2 小时。

高热：寒战后马上出现高热，体温迅速上升，通常可达 40℃ 以上，面色发红，全身灼热，结膜充血，脉搏有力，同时感无力、全身发软、全身酸痛，但神志清楚。发热可持续 2～6 小时。

出汗：高热后期先是颜面和双手微汗，随后出现全身大汗，全身衣服可打湿，体温迅速骤降至正常，自觉症状明显好转，感觉舒适，但非常疲乏，入睡好。一觉醒来，精神好，食欲恢复，又可照常工作。出汗持续 1～2 小时。进入间歇期，即没有症状阶段。

间日疟间歇期为 2 天，三日疟为 3 天，恶性疟发热天数规律，一般无明显间隙。多数病例早期发热不规律，一般发作几次后，才呈现周期性发作。

脑型疟疾：最严重的恶性疟疾，亦偶尔见于间日疟。主要的临床表现为高热、剧烈头痛、恶心、呕吐、神志不清，可出现烦躁不安或行为反常、颈部僵硬、嗜睡、昏迷，约半数病人可发生抽搐。脑型疟疾病情险恶，病死率高。

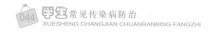
其他体征：反复发作以后病人常有体弱，出现不同程度的贫血，肝、脾肿大。发作次数愈多，脾大、贫血愈显著。

四、疟疾该如何防治

寒战和高热时及退热后 24 小时应卧床休息。要大量喝水，食欲不好的病人可吃流质或半流质食物，可吃肉类、蛋类、豆类高蛋白食物。不能进食者，则要输液。贫血的人可以补铁剂。寒战时注意保暖。大汗时应及时用干毛巾或温湿毛巾擦干，并随时更换汗湿的衣被，以免受凉。高热时采用物理降温，如可用 50％的温热酒精或温热水擦拭颈部、腋窝、腹股沟处。过高热患者因高热难忍可服退烧药物降温，严重发热的病人应严密观察病情，及时到医院治疗。

药物治疗，控制发作常用的氯喹，是目前控制发作的首选药。为防止复发和传播，常用乙胺嘧啶与伯氨喹啉联合治疗，能杀灭红细胞外期原虫及配子体，可根治带虫者。以后每 3 个月随访 1 次，直至 2 年内无复发。对有抗药性者应选用甲氯喹、青蒿素或联合用药。中药制剂青蒿素可作为治疗疟疾的首选药物。

睡觉使用蚊帐（使用杀虫药浸泡或喷洒过的蚊帐更好）；上山下地劳作时穿长衣、裤，防止蚊子叮咬是预防疟疾方便、有效的办法；使用杀虫药灭蚊；疏通沟渠，排除积水，除草，根除蚊子滋生场所，可降低蚊虫密度，减少人蚊接触机会。

对在 1～2 年内有疟疾史者，可在流行高峰前 2 个月进行集体抗复发治疗。常用乙胺嘧啶 8 片连服 2 天,加伯氨喹啉 2 片连服 8 天,可有效清除疟原虫,根治传染源。

　　对高疟疾区的健康人群和外来人群可预防性服药,特别是流行季节。一般从进入疟疾区前 2 周开始服药,持续到离开疟疾区 6~8 周止。

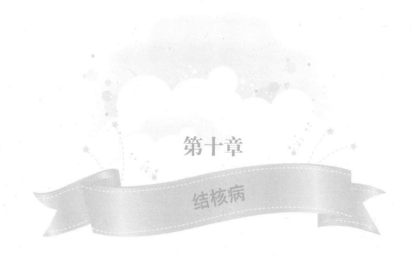

第十章

结核病

一、什么是结核病

　　结核病,俗称"痨病",是由结核杆菌侵入人体以后引起的一种慢性传染病。结核杆菌可以侵入人体的任何器官,因此,人体的各种器官都可以发生结核病。引起肺部病变的叫肺结核病,占全部结核病的 80% 以上;结核菌感染其他器官,如骨骼、关节、淋巴结、肠道等叫肺外结核。结核病在临床上以发热、消瘦、乏力及咳嗽、咯血为主要表现。初治排菌结核的病人在未治疗时,对其家属和周围健康人群具有较强的传染性,是造成结核病流行的传染源。

二、结核病有哪些危害

历史上，结核病曾与天花、鼠疫和霍乱等传染病一样，在全世界范围内广为流行，曾经是危害人类的主要杀手，夺去数亿人的生命，在新中国成立前被称为"痨病"，谈起它无不令人色变。得了这种病，体质会明显下降，患者的生产和生活受到影响，少数病人病情迅速加重，死亡率极高。

自上个世纪 50 年代以来，不断发现有效的抗结核药物，使流行得到了一定程度的控制，使该病对人们健康和生命的威胁大大减轻。

但是，近年来，由于不少国家对结核病的忽视，减少了财政投入，再加上流动人口增加、结核菌及艾滋病病毒双重感染等因素，使结核病流行下降速度减慢，有的国家和地区还有回升的趋势。

目前，全球已有 20 亿人感染结核菌，活动性结核患者数达 2 000 万，每年新发结核患者达 800 万～1 000 万，有 200 万人因结核病死亡。1993 年世界卫生组织宣布"全球结核病处于紧急状态"，将结核病列为重点控制的传染病之一。1998 年，世界卫生组织再次指出"遏制结核病行动刻不容缓"。

据世界卫生组织估计，目前我国结核病年发病人数为 130 万，占全球的 14.3%，位居全球第二位，是全球 22 个结核病高负担国家之一。

尽管对药物敏感类结核病的有效治疗已存在 50 多年，但结核病仍是全世界仅次于艾滋病的第二大致命传染病，这种疾病危害着最贫困、最脆弱的群体，尤其是农民、妇女和儿童。我国的结核病患者80%以上在农村，而城市农民工结核病患病水平也高于城市常住人口，是一部分农民因病致贫、因病返贫的一个重要因素，严重阻碍着农村经济的发展。结核病不仅是一个公共卫生问题，也是一个社会经济问题。

由于我国结核病疫情较重，结核病控制工作任重道远。只要政府重视，加大投入，实施现代、科学的控制策略，长期坚持与之斗争，结核病是可以治愈和控制的。

三、结核病是如何传染的

1. 引起结核病的罪魁祸首——结核杆菌

结核病的致病菌是结核杆菌。结核杆菌对外界的抵抗力较强，耐干燥，在干痰中可存活6～8个月；对热、紫外线、酒精比较敏感；煮沸1分钟、5%～10%来苏尔消毒2～12小时、75%酒精消毒2分钟均可将其灭活。

2. 哪些人具有传染性

痰中带有结核菌的结核病人是结核病的主要传染源。经结核病流行病学研究表明，一个传染性结核病人一年中可使10～15人感染结核菌。

3. 结核菌是通过哪些途径传播的

(1)呼吸道传染

呼吸道传染是结核菌传染的主要途径。咳嗽传染是结核菌通过呼吸道传播的主要方式。当传染性结核(痰涂片阳性)病人通过咳嗽、打喷嚏、大声说话等方式将结核杆菌经鼻腔和口腔喷出体外,在空气中形成气雾(或称为飞沫),较大的飞沫很快落在地面,而较小的飞沫很快蒸发成为含有结核菌的微滴核,并长时间悬浮在空气中。如果空气不流通,含菌的微滴核被健康人吸入肺泡,就可能引起感染而得结核病。随地吐痰形成的吐痰传染是结核病通过呼吸道传播的次要方式。结核病患者如果把含有结核菌的痰吐在地上,痰液干燥后,痰中的结核菌与灰尘混在一起,飞扬在空气中,健康人吸入时可被感染。

(2)消化道传染

结核患者的餐具、吃过的食物都可能含有结核菌,如果共用餐具或进食患者吃剩余的食物,就可以通过消化道感染。吃了未经消毒或消毒不严的牛奶也可以通过消化道感染结核病。

(3)其他途径传染

还有极少部分是通过破损皮肤感染、黏膜接触感染和母婴传播。

但由于人体的防御反射系统的作用,如呼吸道的黏液-纤毛系统、消化道的胃酸和酶等对结核菌的清除和破坏作用,并不是所有接触结核菌的人均会感染结核菌或患结核病。

4. 容易发生结核病的人群

人群普遍易感,但人体感染结核菌后是否患病,一方面取决于结核菌感染的数量和毒力,另一方面取决于人体对结核菌的抵抗力。过度劳累、营养状况差、居住条件差、妊娠等是本病的诱发因素。以下人群容易患结核病:(1)开放型结核病的密切接触者,尤其是婴幼儿。(2)农民及打工者。农民特别是打工者,由于生活条件较差,营养不足,抵抗能力弱而易染病;病后无钱医治,久拖不治,加重病情。(3)艾滋病感染者或患者。艾滋病病毒感染者或艾滋病病人由于免疫系统功能下降,容易并发结核病。(4)患有营养不良、矽肺、糖尿病、胃切除术后及较长时间应用激素或抗癌药物治疗者。(5)长期处在有害气体或空调环境的人群。(6)肺部有陈旧性结核病灶或结核菌素试验呈阳性反应的年轻人和老年人。

四、怎样尽早发现结核病

1. 结核病的一般临床表现

与其他疾病一样,结核病的早期,由于病变小而没有明显症状。随着病情的加重,大部分病人会出现局部和全身症状。

呼吸道局部症状较为常见,主要表现包括轻度咳嗽、咳痰、咯血或痰中带血、胸痛、气急等,结核性胸膜炎的病人可出现胸闷、胸痛、气短。有的病人可表现为高热,常按感冒治疗而延误就诊。

由于毒素的刺激,还会出现一些全身的症状。如病人常感到疲乏无力、食欲减退、消化不良、消瘦、夜间盗汗、午后发热、两面颊潮红等。有的小孩还会出现性格改变,易急躁吵闹。一些女病人还可能出现月经失调或闭经。

2. 老年结核病有哪些特点

老年结核病多为继发性结核病。结核病以咳嗽、咯血、发热、食欲减退及呼吸困难症状为主,容易与原有慢性支气管炎相混淆,因而误诊率较高。老年结核病病变常不典型,易误诊为其他疾病。患者常合并糖尿病、高血压、肺心病、冠心病、肺气肿、慢性支气管炎、肺癌等,可进一步加重结核病及增加抗结核药物引起的并发症。老年结核病的预后与病变范围、结核菌耐药性及治疗早晚有关。如能及早治疗,合理用药并重视并发症的处理,同样能获得良好的效果。但老年结核病人由于器官功能衰退,治疗过程中尤其要注意副反应的发生。

3. 儿童结核病有哪些特点

儿童各器官对结核菌高度敏感,儿童结核病以原发型肺结核、支气管淋巴结结核多见,少数为全身血行播散型结核和结核性脑膜炎。儿童结核菌初次感染时,多数并无症状,可能不像成人那样有咳嗽、盗汗及咯血等症状,少数患儿有反复呼吸道感染症状、咳嗽和持续低热、厌食、消瘦等。儿童结核菌感染主要来自痰涂片阳性的结核病人,多数为家庭成员和保姆。所以如发现儿童结核病人,则其家庭成员应做预防性体检,及时发现家庭内结核病传染源,防止继续传染给其他儿童。如果儿童结核病能早发现,合理治疗预后多良好。

4. 如何知道自己是否得了结核病

结核病病发的早期,由于没有明显症状或有症状但没有明显的特点,容易误认为是感冒、支气管炎等,而忽略了结核病。因此咳嗽、咳痰两周以上或有咯血、血痰、发热或胸痛等症状者,就应当想到自己是否患了结核病,应该及时到当地结核病防治所进行免费检查,如胸部透视或拍片、痰涂片查结核菌、结核菌素试验(OT 试验)、查血沉等,以便尽早确诊。及早、正确的诊断是治愈结核病的首要条件。

但有些病人早期根本无症状,往往在健康普查中才被发现。有以下几种情况的人应做定期检查:(1)与结核病人密切接触者。(2)艾滋病感染者或艾滋病病人。(3)患有糖尿病、矽肺及胃切除等手术后的病人,长期应用肾上腺皮质激素免疫抑制剂及免疫功能低下的病人。(4)结核菌素试验强阳性的病人,尤其是儿童。(5)长期低热或有结核过敏表现的人,如关节疼、血沉快、抗风湿治疗效果不好,或患有结节性红斑、泡性结膜炎者,应做胸部透视和全身其他检查。(6)一些经常接触粉尘作业的工人。

对于健康人,也要每1～2年做1次胸部透视检查。尤其是中小学教员、保育人员、医生、护士、服务人员、食堂餐馆的管理人员等。

久治不愈的感冒咳嗽、持续发热,以及肺部有阴影者,经正规抗炎治疗两周,仍不见吸收时,均应想到患结核病的可能,应做进一步的检查。

5. 结核病可疑症状者应首先到哪里就诊

目前我国从中央到县(区)各级都设有结核病防治专业机构,也就是结核病防治所或疾病预防控制中心下设的结核病防治科,国家专门有《结核病防治管理办法》,明确要求结核病人要归口到结核病防治机构诊断和治疗管理。医院发现的结核病人和疑似结核病人应及时转至结核病防治机构进行正规的治疗管理。病人出现结核病可疑症状时,要从自己和亲人的健康出发,及时到结核病防治专业机构进行正规的治疗。

结核病患者或疑似结核病患者到结核病防治所就诊的好处有：（1）结核病防治所是结核病专业防治机构，具有较多的专业技术人员和丰富的诊治经验，可以为患者做出正确的诊断。（2）结核病防治所需对确诊的结核患者进行登记，与相关卫生服务机构联系，提供治疗管理服务，保证患者得到正规的治疗，从而达到治愈的目的。（3）结核病防治所是各地执行国家和地方有关结核病检查、治疗的免费和优惠政策的唯一单位。（4）结核病防治所可向患者提供有关结核病防治知识和诊疗方面的一些咨询，同时提供一些健康教育等方面的服务。

除了一部分急重症或有合并症的结核病患者需住院治疗外，大多数结核病患者或疑似结核病患者，以及出院后仍需治疗的结核病患者都可不住院治疗。

五、得了结核病该怎么办

1. 患了结核病如何治疗

结核病一旦确诊应立即进行治疗。现代结核病控制策略对结核病的治疗是以采用抗结核化学药物的治疗作为最主要的治疗方法。其他治疗方法均为辅助治疗。

化学药物疗法（简称化疗）是控制结核病传播的唯一有效方法，是控制结核病流行的最主要武器。我国目前结核病防治规划采用的是直接观察下的短程督导化疗。短程督导化疗分为两个阶段：强化期和继续期。强化期为杀菌阶段，即在治疗开始的前2～3个月，联合应用4～5种抗结核药,以便在短时间内尽快杀灭大量繁殖活跃的敏感结核菌,减少耐药结核菌的产生。继续期为巩固治疗阶段,即在强化期之后的 4～6 个月内,继续消灭残留的结核菌,并减少和避免复发机会。

结核病的化疗原则:及早、联合、适量、规律和全程用药。我国目前广泛应用的抗结核药物有异烟肼(H)、利福平(R)、吡嗪酰胺(Z)、乙胺丁醇(E)和链霉素(S)。在强化期几乎全部被采用,而在继续期则选用其中的 2～3 种药物。治疗过程中的服药方法可采用隔日服药,以便于督导化疗的实施,使病人能全程、不间断地服药,以提高治愈率。

2. 得了结核病自己应当如何正确对待

现代医学的进步,有效药物的不断推出,结核病已是完全可以治愈的疾病,所谓"十痨九死"、"不治之症"的时代早已不复存在。只要患者和医生很好地合作,结核病是可以治愈的。

结核病患者特别要树立治愈疾病的信心,保持愉悦的心情,要完全彻底地与结核病防治专业机构的医生合作,按医生指定的治疗方案,接受医务人员的监督,坚持规律用药并完成全疗程,这样几乎可治愈全部新发病人;在接受治疗两周内,痰内结核菌迅速减少,细菌的活力也会受到抑制或完全消失,对周围人群已无传染性;结核病人治愈后可以与健康人一样工作、生活及学习,一切不必要的顾虑,都可以消除。

3. 结核病人治疗期间应注意些什么

第一,结核病人一经确诊要尽早开始正规治疗。早期接受合理化疗可使痰中结核菌在短期内减少以至消失,这是预防传染他人的根本措施,所以结核病人在确诊后一定要及时化疗。治疗期间不能轻易自行停药、调换药,如出现头晕、耳鸣、腹胀、胃部不适、恶心、视物模糊、色觉障碍或其他眼部不适、皮疹、皮肤发黄等症状,应立即到结核病防治所就诊,请医生辨别是否为药物副反应,并及时作相应处理。

由于结核病的正规治疗必须有6～8个月的疗程,而且需要多种药物联合使用,才能彻底治愈。如果治疗2～3周病情好转或者由于其他原因而中途停止吃药,就会很难治愈。据长期的科研与大量病人治疗结果分析,规则治疗可治愈95％以上的病人,治疗失败(指继续排菌)仅为3％左右。不规则治疗主要包括未坚持规律(间断及中断)用药及未完成规定疗程(提前终止治疗),此外也包含化疗方案不合理(如未联合用药)。不规则治疗只有约45％的病人治愈,50％左右治疗失败及少数病情严重病人可导致死亡。

治疗中要牢记的一点:即使症状减轻,也要坚持服药完成疗程。结核病人如果不规则治疗可带来的严重后果:得不到彻底治愈,治愈后复发率高;极易对抗结核药物产生抗药性,再度治疗效果很差,治疗的时间也更长;成为久治不愈的慢性传染源,给家庭、社会带来一定的危害;不规则治疗使患者的治疗费用可几十倍上百倍地增加,加重经济负担。

第二,治疗期间还应遵医生嘱咐按时复查、送痰以及时调整治疗方案,帮助病人更好地完成治疗。症状未减轻甚至加重也要及时就诊,以进一步鉴别诊断是否患有其他疾病或耐药结核病的可能,避免延误病情。

第三,应养成良好的卫生习惯,咳嗽时要用手巾捂住嘴巴,不要面对他人打喷嚏、近距离对别人咳嗽、高声谈笑、大声喊叫,不可随地吐痰,以减少传播机会。

痰液应吐在容器中进行消毒处理后丢弃。最好的方法是将痰吐在纸上,用火烧掉。不要将未经消毒处理的痰液随便倒入水池、便池或菜地里,结核杆菌的生存能力是非常强的。

第四,结核病人在痰菌未阴转前,应适当隔离。比如可采取住院治疗或分室单独居住,室内最好不用空调,经常开窗通风,或者是对室内空气定期消毒(比如使用紫外线消毒一到两小时)。外出戴口罩,洗漱用具专用,特别注意不要抱小孩子,更不要亲吻婴幼儿,少去公共场合等。

第五,注意加强营养,戒除烟酒。结核病人在饮食方面应以高热量、高蛋白为主,同时还应供给大量的蔬菜、水果,再搭配一些粗粮。蔬菜可提供维生素,维生素 A、维生素 C可增强机体抵抗力,补充机体的消耗;粗粮也可提供维生素,保持肠道健康。要严格戒烟,节制饮酒。

第六,生活要有规律,避免劳累。有发热、咯血时应注意卧床休息,病情较轻时,适当进行户外活动,从事些轻松工作,但不能感到劳累。要定时起居,少熬夜,保证每天充足的睡眠。

4. 结核病人的家人需注意些什么

如果家中有了结核病患者,不要恐慌,先动员患者到结核病防治机构进行积极的诊断和治疗,并热情主动地照顾好患者,同时要注意以下事项。

第一，要给病人更多的关心和照顾，帮助病人放下思想包袱，积极配合医生治疗，尽快恢复健康，不能歧视结核病人。

第二，当家中出现结核病人时，特别是传染性强的排菌病人时，首先应弄清楚家庭其他成员是否感染上结核菌或是结核病的传染源。病人的密切接触者、与病人在一起生活的人，如集体宿舍的同事、家人、朋友等都应到当地的结核病防治所进行检查。如果发现有异常情况的赶紧治疗，如果没有异常，3～6个月后最好再进行一次检查。婴幼儿、学生或免疫力低下的人群结核菌素实验（PPD）检查出现强阳性时，应该在当地的结核病防治机构指导下，采取预防性服药；其他感染者应注意在医学观察期间，一旦出现疑似结核病症状时及时检查。

第三，对病人的居住场所做一次彻底的消毒，病人的衣物、被褥要经常洗晒，病人的餐具可煮沸消毒。教育病人不要随地吐痰，要将痰吐在纸上烧掉，病人的痰液经消毒后才能倾倒。

第四，在家中治疗的结核病人，应督促病人按时全程服药，定期复查，按照结核病防治机构医生的意见配合治疗，直至治愈。

第五，在痰菌未转阴前，应采取适当的隔离措施，最好能单独居住，无条件时可分头、分床睡，房间要经常开窗通风，以保持室内空气新鲜。一般传染性结核病人经过正规有效的抗结核治疗后半个月左右，痰中95％以上的结核杆菌可被杀灭，此时传染性已很小。

第六，结核病是慢性消耗性疾病，家人在患者病情进展期应适当给病人增加营养,多吃一些鸡鸭肉、鸡鸭蛋、蔬菜、水果等高蛋白、高热量、高维生素食物。

第七,保证结核病人充分休息,不宜过度疲劳,因为结核病人的身体比较虚弱。

5. 结核病人在哪种情况下需要住院

不住院治疗可以使绝大多数病人得到治愈,而且对社会及家庭均不构成增加传染性的威胁,减少了社会和病人的经济负担,是目前全世界通行的治疗方式。

据统计,大约只有5％的病人需要住院治疗。住院治疗的指征:咯血等急诊病例,危重病人,疑似而难以得出明确诊断者,有严重合并症和需要实行外科手术治疗的病人。

6. 如何应对化疗后的不良反应

化疗前,患者应向医生提供自己的药物过敏史、肝肾疾病史,要做肝肾功能检查。有肝肾功能障碍的病人,要根据肝肾功能情况慎用抗结核药物。病人要主动了解服用抗结核药物可能出现的毒副反应及其处理方法。

化疗后会引起胃肠道不适,轻者会恶心、厌食,重者则引起剧烈呕吐。消化道反应剧烈者,服药前可进食少量食物。

如出现轻微副反应,应在医生的观察指导下继续用药,同时给予对症处理。如毒副反应较重,应及时报告当地结核病防治所并到结核病防治所就诊,经医生决定将空腹一次顿服药改为饭后服用或分次服用,或停用有严重副反应的药物。但不得自行任意更改化疗方案,更不能擅自停药。

7. 治疗结核病什么情况下可以停药

成功治疗结核病的关键要把握两点：一是合理的化疗方案，二是坚持规则的全程服药。

一般必须至少规律、联合用抗结核药 6 个月后，没有任何发热、乏力、盗汗、咳嗽、咳痰等结核病症状，胸片显示病发器官内病灶已消失或硬化稳定，痰中查不到结核菌，方可停药。但具体到每个病人需要服药多长时间，则要由结核病防治所的医生根据病人的症状缓解情况、胸片显示病灶吸收情况以及痰菌阴转情况而定。

8. 长期在外打工的人得了结核病应当如何就诊、接受治疗和管理

外来打工的人口中，20～30 岁是结核病高发年龄段。他们常常因为经济问题，怕丢失工作而隐瞒病情，不按时就医，因而贻误治疗，甚至成为耐药结核病患者。最好的方法是到工作所在地的结核病防治所就医，采取短程化疗法，完成 6～8 个月的治疗。如不能在工作所在地完成全疗程治疗，应回到家乡坚持完成治疗。回到家乡后，应立即到当地结核病防治所就诊。

9. 结核病人什么时候能恢复工作和学习

需视病人的具体情况而定，但首先必须在痰菌转阴、病情好转后；其次要在身体状况良好，能够胜任自己的工作和学习时；对从事饮食、服务、教育等特殊行业的结核病人来说，他们的工作对象是众多的健康人和儿童，因此对于这部分病人恢复工作应从严要求；对于患结核病的学生，如果病情比较轻，只要不排菌，避免过度劳累，规则服药，可以不用

休学。对于个别病情严重、排菌或有严重并发症的学生则应休学，并尽快到当地结核病防治机构诊治。必须等到病人的病情好转，不排菌后才允许复学。

10. 警惕耐药结核病

近年来随着结核病患者的增多，耐药结核病人也在逐年上升。

耐药产生的主要原因是抗结核药物使用不当、滥用，包括治疗方案不规范、剂量不足、疗程不够。其次，是患者随意停药、擅自中断治疗，未坚持完成全疗程。再次，是药物供给不足或药物质量低劣。而一个耐药结核病人所造成的传染，可能使新被感染而发病的人，从一开始就是耐药结核病患者。

因此为了预防耐药结核病的发生，对初次患上结核病的病人，应立即到结核病防治专业机构进行诊治。目前，国家为结核病患者统一提供免费药物。

对已经产生耐药的结核病人，可根据药物敏感试验结果调整治疗方案，选用有效的药物进行治疗，但疗程会更长，需要更大的毅力，此时患者必须严格遵照医生的医嘱，坚持全疗程规范治疗，切忌滥用抗结核药物。

11. 结核菌常用的消毒方法

煮沸消毒：一般含有结核菌的物品，应该持续煮沸10分钟以上才能杀死全部的结核菌，达到完全灭菌的效果。

火烧消毒：患者在家中的痰纸、废纸、痰均可采用火烧消毒。

高压蒸汽灭菌：是普遍应用的灭菌效果最好的消毒方

法。在 121.3℃ 持续 30 分钟的消毒处理是结核菌及其污染物最安全最彻底的消毒灭菌方法。

紫外线消毒：结核菌对紫外线具敏感性，通常采用日光暴晒（日光中有紫外线）和紫外线灭菌灯消毒。

化学药物消毒：如酒精、来苏尔、双氧水、石灰水、84 消毒液、优氯净、漂白粉等，均能杀灭结核菌，消毒时间按消毒药使用说明确定。

结核病患者居住房间的消毒：通风和紫外线照射是对结核病患者的房间进行空气消毒最主要的两个方法。通风 2～3 次/天，每次不少于 30 分钟。紫外线照射 1～2 次/天，每次 30 分钟。

结核病患者痰液的消毒：以上几种消毒方法均能达到消毒目的。

结核病患者生活用品的消毒：患者的衣物、被褥、书籍等用品，采用太阳光照射的简单消毒，尤其是在晴朗的夏天，经过太阳 3～4 小时的照射，完全可以达到消毒效果，也可用紫外线灯消毒。患者使用过的餐饮具、衣物、手巾等耐热物品采用煮沸消毒，煮沸 10～15 分钟。其他不能用煮沸、紫外线消毒的物品，可以用化学药物消毒。

六、结核病该如何预防

1. 结核病能预防吗

第一，通过卫生知识的不断普及，提倡不随地吐痰的卫生习惯，可切断结核病的传播途径。随地吐痰，事情虽小，对预防结核病却关系极大。应该把痰吐在痰盂、痰盒或手帕、餐巾纸里,经过高温或药物消毒后,再倒进厕所阴沟里,这样就消除了痰的传染性。

第二,对开放性和活动性结核病人,要进行隔离并积极治疗。没有接受过治疗的结核病人是最危险的传染源,而结核病患者一经接受药物治疗其传染性可迅速降低。因此,搜寻、发现和及时治疗新发生的结核病人,是预防结核病的头等重要工作。

第三,增强身体的抵抗力,除了增加营养、经常进行户外活动、积极参加体育锻炼外,更要注意劳逸结合。生活要有规律,保证睡眠充足,避免过度疲劳及经常熬夜。因过度疲劳、经常熬夜会降低身体的抗病能力。近年来青少年结核病多发生于毕业班的学生,就是由于在温课迎考的阶段中学习时间较长、睡眠时间不足、精神压力过大使身体抵抗力下降,一旦感染了结核菌就很容易发病。

第四,房间要经常开窗通风换气,保持空气流通。有条件的话,要拉开窗帘尽可能让日光照射室内,让日光中的紫外线对房间进行消毒。

第五,儿童时期接种卡介苗,是预防结核病的有效手段。卡介苗是一种减毒活的结核菌苗,当种入人体后,能使接种者体内对结核菌产生特异的免疫能力,从而对结核病有抵抗力。

2. 哪些人应该进行药物预防

对已经感染结核菌的人,给予抗结核药物来预防结核病的发生称为药物预防。对特殊人群或重点对象进行药物预防是非常必要的,这样可以减少结核病的发生。药物预防的对象:(1)艾滋病病毒感染者。(2)与新诊断传染性肺结核病人有密切接触的结核菌素阳性幼儿和青少年。（3）未接种卡介苗的5岁以下儿童，其结核菌素试验阳性。（4）结核菌素试验阳性的下述人员：糖尿病病人、矽肺病人、长期使用肾上腺皮质类固醇激素治疗者、接受免疫抑制疗法者。（5）X线胸片有非活动性结核病变，而又没有接受过抗结核治疗的人。（6）结核菌素试验出现强阳性者。

药物预防一般只服用异烟肼即可，按每日每公斤体重5mg给药（总量每日不超过300mg），连续服用3～6个月，即可达到药物预防的目的。

七、国家对结核病治疗的"减、免"政策有哪些

国务院制定的《全国结核病防治规划（2001—2010年）》中要求"对没有支付能力的传染性结核病患者实行免费治疗"。目前，我国已经实行对传染性结核病人进行免费检查和免费抗结核药物治疗。病人可到所在地的结核病防治机构接受免费检查和治疗。

免费检查的范围包括：胸部透视、拍摄X线胸片和痰涂片检查。免费治疗的范围包括：统一方案的抗结核药物。部分地区还对结核病困难人群进行交通费用补助，其他费用仍需自付。

此外，新型农村合作医疗保险和城乡居民合作医疗保险也可以为结核病人报销部分医药费用，不同地区报销标准不一样。

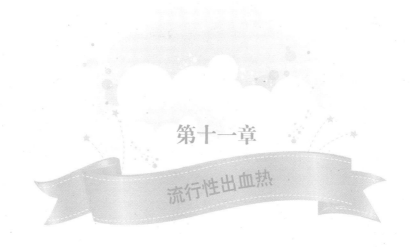

第十一章

流行性出血热

一、什么是流行性出血热

流行性出血热是一种由汉坦病毒引起的，以鼠类为主要传染源的自然疫源性疾病，又称肾综合征出血热。主要病理改变为全身小血管和毛细血管广泛性损伤，临床上以发热、休克、充血、出血和急性肾功能衰竭为主要表现。

世界上已有 30 多个国家发现肾综合征出血热，主要分布在欧亚大陆，其中发病最多的为中国、俄罗斯、朝鲜、芬兰、瑞典、挪威、波兰等。我国每年肾综合征出血热发病人数占世界报道的汉坦病毒感染病例的 90％以上，是受汉坦病毒危害最为严重的国家。我国年发病数最高曾超过 11 万，近 10 年来我国年报告发病人数一直在 2 万～5 万左右，新疫区不断出现,并时有暴发流行,老疫区的类型也有所变化。流行性出血热在我国流行至少已有 70 年历史。此病毒于 20 世纪 30 年代初在我国黑龙江流域出现,后来波及整个东北、华北、华中、西南、华南等地,并均陆续有病例报告,且越来越多。除青海和新疆外,几乎全国各地都有病例发生,其中以山东、安徽、江苏、湖北、陕西等省为多发。

引起流行性出血热的汉坦病毒,它的名字起源于韩国的一条河流——汉坦河。1976 年韩国学者从汉坦河流域捕获的黑线姬鼠的肺和肾组织中检测到一种与本病相关的病毒,名为"汉坦病毒"。根据抗原结构的差异,汉坦病毒至少有 20 个以上的血清型。由于病毒型别不同,引起人类疾病的临床症状轻重也有所不同,其中以 I 型较重,Ⅱ型次之。汉坦病毒对乙醚、氯仿、丙酮等脂溶剂和去氧胆酸盐敏感,不耐热和不耐酸,4℃～20℃温度下相对稳定,高于 37℃及 pH 5.0 以下易被灭活,56℃ 30 分钟和 100℃ 1 分钟可被灭活。对紫外线、酒精和碘酒等消毒剂亦敏感。

二、流行性出血热是怎么传染的

1. 传染源

据国内外不完全统计,有 170 多种脊椎动物自然感染汉坦病毒属病毒。我国发现 53 种动物携带本病病毒,主要是啮齿类动物如黑线姬鼠、褐家鼠、大林姬鼠等,其他动物包括猫、猪、狗、家兔等。在我国,黑线姬鼠和褐家鼠为主要的宿主动物和传染源,黑线姬鼠生活在野外,在农村多见;褐家鼠就是人们常见的灰褐色大老鼠;大林姬鼠是我国林区出血热的主要传染源。近年来,鼠群随着大规模的危、旧平房的拆迁改造而迁移,增加了与人类接触的机会,流行性出血热传播的几率明显增加。由于流行性出血热患者早期的血液和尿液中携带病毒,虽然有接触后发病的个别病例报告,但人不是主要的传染源。

2. 传播途径

呼吸道传播:鼠类携带病毒的排泄物如尿、粪、唾液等污染尘埃后形成的气溶胶,能通过呼吸道而感染人体。有人做过这样的实验,把动物养殖场养鼠房内的空气采样进行压缩送检,结果在其中就发现流行性出血热病毒。曾有这样的例子,某研究所的地下养有许多供实验用的老鼠,一段时间后,在三楼上班但从未接触过老鼠的人却莫名其妙地相继发生了流行性出血热。后来查明,楼下饲养的老鼠感染了流行性出血热病毒,楼上的人发病可能与吸入带病毒的气溶胶有关。

消化道传播:进食被鼠类携带病毒的排泄物所污染的食物,可经口腔和胃肠黏膜而感染。某大学曾发生过一起集体发病事件,卫生防疫部门调查发现,患病的大学生都在同一个饭堂用餐,结果在剩余的饭菜中分离出流行性出血热病毒。进一步的调查发现,原来是夜晚老鼠到饭堂偷吃并污染食物所致。现已证明,流行性出血热病毒在水果、米饭等食物当中可存留2~3天。

接触传播:被鼠咬伤或鼠类排泄物、分泌物直接与破损的皮肤、黏膜接触可导致感染。

母婴传播:孕妇感染本病后,病毒可经胎盘感染胎儿。

虫媒传播:曾有报告,寄生于鼠类身上的革螨和恙螨具有传播作用。

3. 容易感染的人群

不同性别、年龄、职业的人群都有可能患流行性出血热。其中男性青壮年发病最多，病人多为农民、从事水利建设的民工、军人、森林开发和修筑道路的野外工作人员等。感染率的高低主要与不同人群的活动场所、范围及与鼠类传染源接触机会不同有关。

本病四季均能发病，但有明显的高峰季节，其姬鼠传播者以11~1月为高峰，5~7月为小高峰。家鼠传播者以3~5月为高峰。林区姬鼠传播者以夏季为流行高峰。

三、流行性出血热有哪些表现

人体感染出血热病毒到出现症状的时间最短为4天，一般为2周左右。临床上典型病例要经历发热、低血压休克、少尿、多尿和恢复期5个过程，一般可持续1~3个月。

1. 发热期

主要症状：起病急，发冷，高热，体温常达39℃~40℃，最高可达42℃，持续3~7天，一般体温越高，发热时间越长，则病情越重；患者常极度疲乏，剧烈头疼、腰痛、眼眶痛，称为"三痛"，同时伴有全身疼痛；不思饮食、恶心、呕吐、腹痛及腹泻；失眠、烦躁不安、说胡话或者昏睡；还可表现为颜面、结膜、颈部及上胸部明显充血、发红，眼球结膜和眼睑水肿，像喝醉酒一样，称"酒醉貌"。发病后2~3天，软腭、眼球结膜等黏膜及腋下、胸部、背部、上肢等部位出现出血点，如呈现搔抓样、条痕样则更典型。严重者可出现大片瘀斑甚至鼻出血、咯血、呕血，也可出现黑色柏油样大便。

2. 低血压休克期

一般在发热末期或退热期同时出现，一般在发病后 4～6 天。病人可出现血压降低，部分病人可发生休克。这期间病人可出现四肢发凉、口唇苍白及青紫、脉搏细弱、出汗多、尿量减少等。当大脑供血不足时，可出现烦躁、谵妄、神志恍惚，出血加重。

3. 少尿期

常继低血压休克期而出现，一般在发病后 5～8 天。临床上主要表现为尿量急剧减少，甚至一天无尿，同时有厌食、恶心、呕吐等消化道症状，可发生酸中毒及尿毒症。

4. 多尿期

在病程的 9～14 日时出现，每天尿量可达 4 000～8 000mL，有的甚至超过 15 000mL。多尿易致失水及电解质紊乱，特别是低钾。

5. 恢复期

一般在病程第 4 周进入恢复期，每日尿量逐渐降至 3 000mL 以下，精神、食欲好转，体力逐渐恢复。过完"五关"，一般需要持续 1～3 个月。少数患者可遗留高血压、肾功能障碍、心肌劳损和垂体功能减退等症状。

四、流行性出血热该如何治疗

对怀疑有出血热的病人应立即就近送医院诊治，做到

"三早一就",即早发现、早休息、早治疗和就近治疗。虽然目前对出血热尚无特效治疗方法,但通过医院对出血性休克、出血及急性肾功能衰竭的对症治疗,病人如能赢得早期治疗的机会并积极配合医生的诊治,绝大多数病人都会获得痊愈。

1. 一般治疗

早期应严格卧床休息,避免搬运,以防休克,给予高营养、高维生素及易消化的食物。

2. 液体疗法

发热期由于血管损害所致血浆外渗、电解质丢失,加上病人高热、食欲不振、呕吐、腹泻等引起的摄入量不足,导致有效循环血量不足、电解质平衡失调、血液渗透压开始下降,而引起内环境紊乱。此期应补充足够的液体和电解质。输液应以等掺和盐液为主,常用者有平衡盐液,葡萄糖盐水等,每日1 000~2 000mL静脉滴注。疗程3~4日。

3. 皮质激素疗法

激素具有抗炎和保护血管壁的作用,并能稳定溶酶体膜、降低体温中枢对内源性致热源的敏感性等。早期应用,对降热、减轻中毒症状、缩短病程均有一定效果。可选用氢化可的松每日100~200mg或地塞米松5~10mg加入液体稀释后缓慢分次静滴。疗程3~4日。高热以物理降温为主,忌用强烈发汗退热药,以防大汗而进一步丧失血容量。

4. 止血抗凝疗法

根据出血情况,酌情选用止血敏、安络血及白药,但早期应避免用抗纤溶药物。

5. 抗病毒疗法

利巴韦林:为广谱抗病毒药物,对 RNA 和 DNA 病毒均有作用,而对本病毒最为敏感。用法:利巴韦林 1 000mg 溶于葡萄糖液中静脉滴注,每日 1 次,疗程 3~4 日。

6. 低血压休克期治疗

应针对休克发生的病理生理变化,补充血容量,纠正胶体渗透压和酸碱平衡,调整血管舒缩功能,消除红细胞、血小板聚集,防止 DIC 形成和微循环淤滞,维护重要脏器功能等。

7. 少尿期治疗

治疗原则应是保持内环境平衡,促进利尿,防治尿毒症、酸中毒、高血容量、出血、肺水肿等并发症以及继发感染。

8. 多尿期治疗

治疗原则是及时补足液体及电解质,防止失水、低钾与低钠,防止继发感染。补充原则为量出为入,以口服为主,注意钠、钾的补充。

9. 恢复期治疗

治疗原则为补充营养,逐步恢复工作。出院后应休息 1~2 月,定期复查肾功能、血压和垂体功能。如有异常应及时治疗。

五、怎么预防流行性出血热

必须充分发动群众，采取以灭鼠、杀虫为重点的综合性措施。具体要做好以下几点：(1)灭鼠、防鼠是预防流行性出血热的有效办法。(2)保管好食物，防止被鼠类排泄物污染，不用手接触鼠类及其排泄物。(3)怀疑感染出血热的病人要及早就近求医。(4)不要养猫。猫的粪、尿和唾液中所带有的出血热病毒能传播给人。(5)灭螨、防螨。螨类能携带出血热病毒，可传播给人。一般有螨类活动的泥地，用1％～2％敌敌畏喷洒，也可将40％乐果乳剂或5％硫磷乳剂喷洒地面；保持住屋和附近地面整洁干燥。(6)野外作业、住宿人员要加强个人防护。在疫区作业时，应穿戴防护衣裤，防止皮肤破损，不要在草堆上坐卧、休息。野外住宿时，应选择地势高和干燥的地方，搭"介"字形工棚，周围挖防鼠沟。避免睡地铺。

接种疫苗是预防流行性出血热重要而有效的措施。近年我国已研制成功出血热灭活疫苗，可有效预防出血热的发生和流行。在1998年抗洪救灾期间，曾应用疫苗预防灾后流行性出血热流行，取得了良好效果。这种疫苗可有效地预防我国发现的Ⅰ、Ⅱ两型出血热。该疫苗要在第0、7、28天注射3针，其后半年至一年间再加强注射一针。接种疫苗的重点人群是疫区的青壮年，集体食宿的学生，野外工作者，环卫、仓储、餐饮行业工作人员，以及动物饲养人员。

第十二章

钩端螺旋体病

一、什么是钩端螺旋体病

钩端螺旋体病,简称钩体病,俗称"打谷黄",是由致病性钩端螺旋体(简称钩体)引起的一种动物源性传染病。接触被带菌的野生动物和家畜污染的含钩体的疫水,钩体通过暴露部位的皮肤进入人体而被感染。我国大部分地区均发现本病,并以盛产水稻的地区流行较重。发病季节主要集中在夏秋 6～10 月水稻收割期间,常以 8～9 月为高峰。鼠类和猪为主要的传染源,迄今尚未证实有人与人之间的传播,故人作为传染源的可能性很小。传播方式为直接接触传播。在秋收季节,野鼠群集在田间觅食。其中病鼠和病猪将带有钩体的尿液排出污染田水和土壤,农民赤足下田劳作,钩体即可侵入手足皮肤细微破损处引起感染。在雨季和洪水季节,由于猪粪外溢广泛污染环境,人群接触疫水后,常引起感染流行。人群对钩体病普遍易感。

本病的流行具有明显的季节性、地区性、流行性和一定的职业性。我国多数地区钩体病的发生和流行集中于多雨、暖和的夏秋季节。在南方产稻区,常在收割季节短期内突发大量病例,造成局部流行或大流行。洪水型的发生亦集中在暴雨导致发生洪水后,短期出现成批病例流行。

二、钩端螺旋体病有哪些表现

因个体免疫水平的差别以及受染菌株的不同,临床表现轻重不一。典型者起病急骤,早期有高热、倦怠无力、全身酸痛、结膜充血、腓肠肌压痛、浅表淋巴结肿大;中期可伴有肺弥漫性出血,明显的肝、肾、中枢神经系统损害;晚期多数病人恢复,少数病人可出现发热、眼葡萄膜炎以及脑动脉闭塞性炎症等。肺弥漫性出血,肝、肾功能衰竭常为致死原因。

潜伏期为7~14天,长则28天,短为2天。因受染者免疫水平的差别以及受染菌株的不同,可直接影响其临床表现。

1. 早期(钩体败血症期)

多在起病后3天内,本期突出的表现:发热,多数病人起病急骤,伴畏寒及寒战。体温短期内可高达39℃左右。常见持续高热;头痛较为突出,一般为前额部,全身肌肉酸痛,包含颈、胸、腹、腰背部以及腿部,尤以腓肠肌或颈肌、腰背肌、大腿肌及胸腹肌等部位常见。起病第一天即可出现腓肠肌疼痛,轻者仅有小腿肿,轻度压痛,重者疼痛剧烈,不能行走,甚至拒按,为本病的特征性症状;全身乏力,特别是腿软较明显;有时行走困难,不能下床站立等;眼结膜充血,有两个特点,一是无分泌物,疼痛或畏光。二是充血持续,在退热后仍持续存在。全身浅表淋巴结肿大,发病第二天即可出现,多见于腹股沟、腋窝淋巴结。一般为黄豆或蚕豆大小,质较软,有压痛,但无红肿,亦不化脓。本期还可同时出现消化系统症状如恶心、呕吐、食欲减退、腹泻;呼吸系统症状如咽痛、咳嗽、咽部充血、扁桃体肿大。部分病人可有肝、脾肿大,有出血倾向。极少数病人有中毒精神症状。

2. 中期(器官损伤期)

约在起病后 3～10 日,为症状明显阶段,其临床表现因损害程度不同的系统而症状不一。此期患者经过了早期的感染中毒败血症之后,出现器官损伤表现,如咯血、肺弥漫性出血、黄疸、皮肤黏膜广泛出血、蛋白尿、血尿、管型尿和肾功能不全、脑膜脑炎等。

此期的临床表现分为流感伤寒型、黄疸出血型、肺出血型、肾衰竭型和脑膜脑炎型。

(1)流感伤寒型

此型即钩体病败血症早期临床表现的继续,病程一般为 5～10 天。临床症状有急起发热、头痛、肌痛、全身乏力、结膜充血、浅表淋巴结肿大触痛等,酷似流行性感冒。因上述感染中毒症状缺乏特异性,常致诊断有一定困难。钩体病的眼结膜充血,不伴有明显畏光及分泌物。其肌肉疼痛以腓肠肌特别明显,伴有明显触痛。浅表淋巴结主要为上下肢的腋窝及腹股沟处肿大,质软活动,伴有触痛。

(2)黄疸出血型

此型病人以肝损害、出血,肾脏损害为其主要的临床表现。轻型病例以肝损害为主,表现为轻度黄疸,病人食欲减退、恶心、呕吐等,一般在病后10天时达到高峰,可在短期内痊愈恢复。严重病例黄疸加重,常见鼻出血、咯血、尿血等出血症状,可迅速因肾功能衰竭、肝衰竭、消化道大出血而死亡。本型黄疸程度与预后并无直接关系,除部分患者死于消化道及肺出血外,肾功能衰竭为主要的死亡原因。

(3)肺出血型

于发病后3~4天,患者出现肺出血的临床表现。根据病情轻重又分为一般性肺出血型和肺弥漫性出血型。一般性肺出血型有咳嗽、痰中带血或咯血,经适当治疗常迅速痊愈恢复。肺弥漫性出血以迅速发展的广泛肺微血管出血为特点,来势猛,发展快,在一般性肺出血的基础上,出血迅速扩大和发展,患者出现进行性发展的呼吸循环功能障碍。

(4)肾衰竭型

钩体病发生,肾损害十分普遍,主要表现为蛋白尿、镜下血尿,少量白细胞和管型。仅严重病例可出现氮质血症、少尿或无尿,甚至肾功能衰竭。但多数肾功能不全出现于重型黄疸出血型患者,并为其致死的主要原因。单独的肾衰竭型较为少见。

(5)脑膜脑炎型

亦为流行中少见的类型。患者出现严重的头痛、烦躁、项强等脑膜炎症状,以及神志障碍、抽搐、瘫痪、昏迷等脑炎的临床表现。

3. 后期(恢复期或后发症期)

患者热退后各种症状逐渐消退,但也有少数病人退热后于恢复期间出现症状或体征,再次出现发热、眼部症状及神经系统后发症。可能为迟发性变态反应所致。

三、钩端螺旋体病该如何治疗

钩体病的治疗包括一般治疗、病原治疗、对症治疗及后发症的治疗。

1. 一般治疗

早期卧床休息,补充电解质,物理退热,给予易消化的流质食物。

2. 病原治疗

杀灭病原菌是本病的根本措施。钩体对青霉素高度敏感,迄今尚无耐药株出现。一般主张青霉素宜小剂量和分次给药,首剂 40 万 U 肌内注射,病情重者可 2 小时后追加 40 万 U,每日总量为 160 万～240 万 U。对青霉素过敏者,临床应用庆大霉素、四环素,均有很好疗效。

3. 对症治疗

主要针对各种类型的重型钩体病患者。黄疸出血型患者常有肝肾功能障碍及出血倾向,可给予维生素 K 注射,每日 40mg,输入足够的热量及液体。重型病例加用肾上腺皮质激素短程治疗,如泼尼松 30～40mg/d,疗程 2～4 周,逐渐停药。肾功能不全者除注意水电解质及酸碱平衡外,应及时采用腹膜透析或血透析治疗以挽救患者生命。肺弥漫性出血型患者需给予适当镇静剂控制烦躁,可应用大剂量氢化可的松配合抗菌药物控制病情。

4. 后发症的治疗

钩体病后发症为机体免疫反应所致,故无须抗菌药物。轻症状者常可自行缓解。对影响较大的眼葡萄膜炎、脑动脉炎等,可酌情应用肾上腺皮质激素以缓解病情。

四、怎么预防钩端螺旋体病

1. 控制传染源

钩体病为动物源性的自然疫源性疾病。一般以加强田间灭鼠,家畜(主要为猪)粪尿的管理,对其排泄物如尿、粪等进行消毒,管理好猪、犬等家畜,加强检疫工作为主要措施。开展灭鼠,结合"两管(水、粪)、五改(水井、厕所、畜圈、炉灶、环境)"工作,尤应提倡圈猪积肥、尿粪管理,从而达到防止污染水源、稻田、池塘、河流的目的。

2. 切断传播途径

应对流行区的水稻田、池塘、沟溪、积水坑进行改造,开沟排水,消除死水;注意防护,可穿长筒橡皮靴,戴胶皮手套,减少与疫水接触;改造疫源地,防洪排涝;保护水源和食物,防止鼠和病畜尿污染;不让畜粪、畜尿进入附近池塘、稻田和积水中;对污染的水源、积水可用漂白粉及其他有效药物进行喷洒消毒;管理好饮食,防止带菌鼠的排泄物污染食品。

3. 预防接种

钩体菌苗在每年流行季节前 1 个月完成疫苗接种，前后注射 2 次，相隔半月。第 1 次皮下注射 1mL，第 2 次 2mL，接种后 1 个月左右才能产生免疫力。因此预防接种应在农忙前完成（每年 4~5 月进行）。该免疫力可保持 1 年左右。

4. 药物预防

高危易感者如孕妇、儿童、青少年、老年人或实验室工作人员意外接触钩体，或疑似感染本病但无明显症状时，可采用多西环素 200mg，在接触疫水期间每周口服 1 次。高度怀疑已受钩体感染但没有症状者，可每日注射青霉素 80 万~120 万 U，连续 2~3 日。此外，还可因地制宜选用土茯苓、鱼腥草、穿心莲、金银花等煮水服，或服含中药成方的普济消毒饮。

5. 个人防护

在流行区和流行季节，禁止青壮年及儿童在疫水中游泳、涉水或捕鱼。与疫水接触的工人、农民尽量穿长筒靴和戴胶皮手套，并防止皮肤破损，减少感染机会。

第十三章

流行性乙型脑炎

一、什么是流行性乙型脑炎

　　流行性乙型脑炎简称乙脑,是由乙型脑炎病毒引起的以脑实质炎症为主的中枢神经系统急性传染病。本病主要分布在亚洲远东和东南亚地区,经蚊传播,多见于夏、秋季,临床上表现为急起发病,有高热、意识障碍、惊厥、强直性痉挛和脑膜刺激征等,病死率高,重型患者病后往往留有后遗症。

　　流行性乙型脑炎是一种人畜共患的自然疫源性疾病。人类、家禽、家畜以及野生禽兽都可被流行性乙型脑炎病毒感染而成为传染源。猪的感染率最高,因此,一般在人类乙脑流行前 2～4 周,先在家禽中流行。动物受染后,经蚊虫传

染传播。蚊类是主要传播媒介,乙脑主要经过蚊虫的叮咬
而传播。人类普遍易感,成人多数呈隐性感染。发病多见
于 10 岁以下儿童,以 2～6 岁儿童发病率最高。近年来由于
儿童和青少年广泛接种乙脑疫苗,故成人和老人发病相对
增多,病死率也高;男性较女性多。约在病后一周可出现抗
体,它有抗病能力,并可持续存在四年或更久,故二次发病
者罕见。本病流行有严格的季节性,主要集中在 7、8、9 三
个月,由于地理环境与气候不同,不同地区流行高峰不尽
相同。

二、流行性乙型脑炎有哪些表现

病毒经蚊叮咬侵入人体,进入血液循环系统,形成短期
的病毒血症。多数人不发生任何症状,部分人出现轻微的
全身症状而获得了免疫,仅有少数人病毒可通过血脑屏障,
进入中枢神经系统而发生脑炎。

本病有严格的季节性(夏、秋季),起病急,有高热、头
痛、呕吐、意识障碍、抽搐、病理反射及脑膜刺激征阳性等典
型的症状及体征。

潜伏期:4～21 天,平均 2 周左右。在潜伏期内病毒侵
入血液内繁殖,大多数人感染后不出现症状,为隐性感染,
但机体可获得免疫。较典型病例的病程大多为 2 周左右,
大致可分为以下 4 个期。

1. 初期

为病初的第 1～3 天,一般起病较急,以发热开始,少数
可先出现轻度头痛、不适或胃纳差、恶心等前驱类似感冒症

状,然后开始明显发热,热度上升快,1~2 天内高达 39℃~40℃,持续不退。此期易误认为上呼吸道感染。少数患者可出现神志淡漠和颈项强直等症状。

2. 极期

为病程的第 4~10 天。病后 3~4 天进入极期,病情发展迅速。初期各种症状逐渐加重,高热不退,可达 40℃ 以上,并出现明显意识障碍,由嗜睡转为昏睡或昏迷,不同程度的手、足、面部抽搐,重症可全身抽搐或强直性痉挛,少数病人可呈软瘫。严重病人有时可发生中枢性呼吸衰竭,表现为呼吸节律不规则、双吸气、叹息样呼吸、潮式呼吸、抽泣样呼吸甚至呼吸暂停,这是由于脑实质尤其是延脑病变或脑水肿、脑疝所引起。体检可发现脑膜刺激征,幼儿出现前囟门膨隆、瞳孔对光反应迟钝、消失或扩大,腹壁、提睾反射减弱或消失,腱反射大多亢进,巴氏征阳性。

3. 恢复期

体温逐渐下降,临床症状不再加重,逐渐减轻、消失。大部分病人不留任何明显后遗症。严重者常遗留反应迟钝、痴呆、失语、吞咽困难、颜面瘫痪、四肢强直性瘫痪等。经积极治疗,多数能在半年内恢复,仅个别留有永久后遗症。除上述典型经过外,临床上常可见到较多轻型和少数极重型病人。轻者热度不高,伴有轻度头痛、呕吐和嗜睡,神志始终清楚,多在 1 周左右痊愈。极重型则病情发展迅速,常有过高热,很快进入深昏迷,频繁惊厥,各种深浅反射消失,并可在短期内出现中枢性呼吸衰竭,也可继发肺部感染。暴发型在发病 24 小时内即出现休克、呼吸衰竭,如不

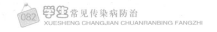
积极抢救可危及生命。

4. 后遗症期

少数重型乙脑病人往往留有后遗症,主要表现为失语、肢体瘫痪、意识障碍、精神失常及痴呆等,经过治疗,上述症状可有不同程度的好转。

三、流行性乙型脑炎该如何治疗

如病情严重,目前尚无特效的抗病毒药物治疗,一般采用对症治疗和支持疗法,维持体内的水和电解质的平衡。

1. 一般治疗

注意饮食和营养,供应足够水分。高热、昏迷、惊厥患者易失水,故宜补足液体量,成人一般每日 1 500～2 000mL,小儿每日 50～80mL/kg,输液不宜多,以防脑水肿,加重病情。对昏迷患者宜采用鼻饲。

2. 对症治疗

流行性乙型脑炎,高热、抽搐、呼吸衰竭是危及病人生命的三大主要症状,在病情的发展中常常相互影响,形成恶性循环。因此在治疗中及时有效地控制高热、抽搐、呼吸衰竭是抢救治疗的关键,也是减少并发症、挽救生命的最有效措施。

(1)高热的治疗

可以采取物理降温和药物降温两种方式,使体温保持在 38℃(肛温)左右。同时要积极地降低室温。室内降温以电扇、空调等机械降温为主。物理降温,主要以 30%～50%

的酒精或温水擦浴,冰敷额部、枕部和体表大血管部位如腋下、颈部等。降温不宜过快,慎用冰水擦浴,避免引起寒战和虚脱。药物降温,一般可肌注安乃近,成人每次0.5g,每4~6小时一次,幼儿可用安乃近肛塞,避免用过量的退热药,以免因大量出汗而引起虚脱。对于持续高热伴抽搐的,可用氯丙嗪和异丙嗪每次各0.5~1mg/kg肌注,每4~6小时一次,连用3~5天为一个疗程,称之为亚冬眠疗法。

(2)惊厥的治疗

要找出引起的原因,如因高热引起,应以降温为主,如因脑水肿所致,则以脱水治疗为主。在治疗中可使用镇静止痉剂,如地西泮、水合氯醛、苯妥英钠、阿米妥钠等,应对发生惊厥的原因采取相应的措施:①因脑水肿所致者,应以脱水药物治疗为主,可用20%甘露醇(1~1.5g/kg),在20~30分钟内静脉滴完,必要时4~6小时后重复使用。同时可合用呋塞米、肾上腺皮质激素等,以防止应用脱水剂后的反跳。②因呼吸道分泌物堵塞、换气困难致脑细胞缺氧者,则应给氧,保持呼吸道通畅,必要时行气管切开,加压呼吸。③因高温所致者,应以降温为主。

(3)呼吸衰竭的治疗

首先给予患者吸氧,通过提高吸入氧的浓度改变患者的缺氧状态。深昏迷病人喉部痰鸣音增多而影响呼吸时,可经口腔或鼻腔吸引分泌物,采用体位引流、雾化吸入等,以保持呼吸道通畅,必要时给予化痰药物。因脑水肿所致的呼吸衰竭,应给予脱水剂、肾上腺皮质激素、适当的抗菌素等治疗。经上述处理无效时,可采取气管插管、气管切开或用呼吸机维持呼吸功能。因惊厥发生的屏气,可按惊厥处理。因中枢性的呼吸衰竭则应使用呼吸兴奋剂如洛贝林、尼可刹米、利他林、回苏灵(可交替使用)等药物予以肌注或静脉滴注。

(4)循环衰竭的治疗

因脑水肿、脑疝等脑部病变而引起的循环衰竭,可表现为面色苍白、四肢冰凉、脉压低,宜用脱水剂降低颅内压。如为心源性心力衰竭,则应加用强心药物,如西地兰等。如因高热、昏迷、失水过多、造成血容量不足,致循环衰竭者,则应以扩容为主。

(5)肾上腺皮质激素及其他治疗

肾上腺皮质激素有抗炎、退热、降低毛细血管通透性、保护血脑屏障、减轻脑水肿、抑制免疫复合物的形成、保护细胞溶酶体膜等作用,对重症和早期确诊的病人均可应用。待体温降至38℃以上,持续2天即可逐渐减量,一般不宜超过5～7天。过早停药症状可有反复,如使用时间过长,则易产生并发症。

在疾病早期可应用广谱抗病毒药物:利巴韦林或双嘧达莫治疗,退热明显,有较好疗效。

(6)后遗症和康复治疗

康复治疗的重点在于智力、吞咽、语言和肢体功能等的锻炼,可采用理疗、体疗、中药、针灸、按摩、推拿等方法,以促进恢复。

四、怎么预防流行性乙型脑炎

早期发现病人,及时隔离和治疗病人。因为该病的传染源主要是家畜,尤其是未经过流行季节的幼猪,应用疫苗免疫幼猪,以减少猪群的病毒血症,从而控制人群中乙脑流行;防蚊和灭蚊是控制本病流行的重要环节,特别是针对库蚊的措施。结合农业生产,可采取稻田养鱼或洒药等措施,重点控制稻田蚊虫滋生;在畜圈内喷洒杀虫剂等;进行预防接种是保护易感人群的重要措施,目前我国使用的是地鼠肾组织培养制成的灭活疫苗,经流行季节试验,保护率可达60%~90%。一般接种两次,第二年加强注射一次。接种对象为10岁以下的儿童和从非流行区进入流行区的人员。

第十四章

流行性脑脊髓膜炎

流行性脑脊髓膜炎（以下简称为流脑）是由脑膜炎双球菌引起的急性化脓性脑膜炎，为急性呼吸道传染病。致病菌由鼻咽部侵入血循环，形成败血症，最后局限于脑膜及脊髓膜，形成化脓性脑脊髓膜病变。主要临床表现为发热、头痛、呕吐，皮肤黏膜出现紫色的瘀点、瘀斑及颈项强直等脑膜刺激征。重者可有败血症性休克和脑膜脑炎。脑脊液可呈化脓性改变。该病的病死率高，危险性大，且会引起脑部损伤而遗留听力下降或耳聋、智力低下等后遗症，是严重危害人们健康的传染病。流脑冬、春季节病发率高，婴幼儿、儿童和青少年最容易感染流脑，特别是居住、生活、学习环境拥挤的人群。近年来，中小学生、进城务工人员及其子女是发病的主要人群。

一、流脑是什么引起的

脑膜炎双球菌属奈瑟氏菌属，为革兰阴性球菌，呈卵圆形，常成对排列。该菌仅存在于人体，可从带菌者鼻咽部，病人的血液、脑脊液和皮肤瘀点中检出。脑脊液中的细菌多见于中性粒细胞内，仅少数在细胞外。普通培养基上不易生长，在含有血液、血清、渗出液及卵黄液培养基上生长良好，一般于 $5\% \sim 10\%$ 的二氧化碳环境下生长更好。本菌对寒冷、干燥及消毒剂极为敏感。温度低于 30℃ 或高于 50℃ 皆易死亡，在体外极易死亡，病菌能形成自身溶解酶，故采集标本后必须立即送检接种。按表面特异性多糖抗原的不同分为 A、B、C、D、X、Y、Z、29E、W135、H、I、K、L 13 个亚群（90% 以上为 A、B、C 3 个亚群）。根据我国资料显示，分离到的致病菌中，A 群占 97.3%，B 群占 1.93%，C 群仅占 0.39%。我国流行菌群以 A 群为主，大流行均由 A 群引起，但近年屡有 B、C 等亚群局部流行或暴发。

病原菌自鼻咽部侵入人体，如人体免疫力强，则可迅速将病原菌杀灭，或成为带菌状态；若体内缺乏特异性杀菌抗体，或细菌毒力较强时，则病菌可从鼻咽部黏膜进入血液，发展为败血症，继而累及脑脊髓膜，形成化脓性脑脊髓脑炎。

二、流脑是怎么传染的

本病流行或散发于世界各国，10 万人中有 2.5 个人发病，发病率较低。

1. 传染源

人为本病唯一的传染源,病原菌存在于带菌者或病人的鼻咽部。在流行期间人群带菌率可高达 50%,人群带菌率如超过 20%时则有发生流行的可能。非流行期的带菌菌群以 B 群为主,流行期间则以 A 群所占比率较高。病后带菌者约有 10%～20%,其排菌时间可达数周至 2 年。带菌时间超过 3 个月以上者,称慢性带菌者,所带多为耐药菌株,常存在于带菌者鼻咽部深层淋巴组织内。带菌者对周围人群的危险性大于病人。

2. 传染途径

病原菌借飞沫直接由空气传播。因病原菌在体外的生活力极弱,故通过日常用品间接传播的机会极少。密切接触对 2 岁以下婴儿的发病有重要意义。无论散发或流行,发病率均随着冬季来临而增加,一般从 11 月开始上升,至 2～4 月为高峰,5 月起受呼吸病毒的感染,均有利于疾病的传播。

3. 人群易感性

本病在新生儿中较少见,2～3 个月以后的婴儿即有发病者,6 个月～2 岁婴儿的发病率最高,以后又逐渐下降。新生儿出生时有来自母体的杀菌抗体,故很少发病,在 6～24 个月时抗体水平下降至最低点,以后又逐渐升高,至 20 岁左右时达到成人水平,人群的易感性与抗体水平密切相关。各地区由于各年龄组的免疫力不同而有发病率高低的差异。大城市发病分散,以 2 岁以下幼儿发病率最高;中小城市则以 2～4 岁或 5～9 岁的最高;在偏僻山区,一旦有传染源介入,常导致暴发流行,15 岁以上发病者可占总发病人数的一半以上。男女发病率大致相等。平均每隔 10 年左右有一次流行高峰,这是由于相隔一定时间后人群免疫力下降,新的易感者逐渐积累增加之故。近年来,在流行病学上的两个主要问题,是菌群的变迁和耐磺胺药菌株的增加。

三、流脑有什么表现

潜伏期:1～10 天,短者仅为数小时,一般为 2～3 天。

1. 普通型流脑

普通型流脑约占全部流脑病发类型的 90%。按病情可分为上呼吸道感染期、败血症期和脑膜炎期,但不易严格区分。

上呼吸道感染期:约为 1～2 日,大多数病人无症状,部分病人有发热、咽痛、咳嗽、鼻咽部黏膜充血及分泌物增多等上呼吸道感染症状。鼻咽拭子培养可发现病原菌,一般情况下很难确诊。

败血症期:常无前驱症状,患者突然恶寒、高热、头痛、呕吐、乏力、肌肉酸痛、神志淡漠等。幼儿则有啼哭吵闹、烦躁不安、皮肤感觉过敏及惊厥等。少数病人有关节痛或关节炎。70%的病人出现瘀点、瘀斑,见于全身皮肤及黏膜,大小约 0.1～1cm。病情严重者的瘀点、瘀斑可迅速扩大,其中央因血栓形成而发生皮肤大片坏死。约 10%病人的唇周等处可见单纯疱疹,多发生于病后 2 日左右。少数病人有脾肿大。多数病人于 1～2 日内发展为脑膜炎。

脑膜炎期:多与败血症期症状同时出现。发病后 24 小时,除高热及毒血症外,主要表现为中枢神经系统症状。因颅内压增高而使病人头痛欲裂、呕吐频繁,可呈喷射性,烦躁不安,出现颈项强直脑膜刺激征。颅压增高明显者有血压升高、脉搏减慢等。严重者可进入谵妄、昏迷。婴幼儿多不典型,除高热、拒食、烦躁、啼哭不安外,惊厥、腹泻及咳嗽较成人多见。前囟未闭者大多突出,而脑膜刺激征可能不明显。

2. 暴发型流脑

病情凶险,进展迅速,6~24 小时内即可危及生命。

休克型:又称暴发型脑膜炎球菌败血症。起病急骤,寒战、高热或体温不升,严重中毒症状,短期内(12 小时内)出现遍及全身的广泛瘀点、瘀斑,迅速扩大,或继以瘀斑中央坏死。休克为其重要表现:面色灰白,唇及指端紫绀,四肢厥冷,皮肤呈花斑状,脉搏细速,血压下降;易并发弥漫性血管内凝血(DIC)。多无脑膜刺激征,脑脊液检查多无异常。

脑膜脑炎型:主要表现为脑实质炎症和水肿。除有高热、头痛和呕吐外,可迅速陷入昏迷,频繁惊厥,锥体束征阳性;血压持续升高,球结膜水肿,部分病人出现脑疝。有瞳孔不等大,对光反应迟钝或消失症状。可出现呼吸不规则,快慢深浅不一或骤停,肢体肌张力增强等。

混合型:同时具备休克型和脑膜脑炎型的临床表现,此型最为凶险,治疗亦较困难。预后差,病死率高。

3. 轻型流脑

临床表现为低热、轻微头痛、咽痛等上呼吸道感染症状;皮肤黏膜可有少量细小出血点;亦可有脑膜刺激征。脑脊液可有轻度炎症改变。咽培养可有脑膜炎双球菌。

四、怀疑得了流脑应做哪些检查

血象检查：白细胞总数明显增加，一般在（10～20）×10^9/L，中性粒细胞升高在 80% 甚至 90% 以上。

脑脊液检查：病初或休克型病人，脑脊液外观多为澄清，细胞数、蛋白和糖量尚无改变，可表现为压力增高。典型的流脑脑膜炎期，压力常增高至 200mm 水柱以上，外观呈浑浊米汤样甚或脓样；白细胞数明显增高至 1 000×10^6/L 以上，并以多核细胞增高为主；糖及氯化物明显减少，蛋白含量升高。

对临床有明显颅压增高表现者，宜在应用甘露醇脱水降低颅压后再行腰穿；腰穿时应使脑脊液缓慢流出，必要时腰穿针芯不要全部拔出，以免因脑脊液流出过快、过多而发生脑疝。

细菌学检查：取皮肤瘀点处的组织液或离心沉淀后的脑脊液做涂片染色。可在中性粒细胞内、外，有革兰阴性肾形双球菌，阳性率为 60%～80%。取瘀斑组织液、血或脑脊液进行培养。应在使用抗菌药物前培养。血清免疫学检查常用对流免疫电泳法、乳胶凝集试验、反向间接血凝试验、ELISA 法等进行抗原检测，主要用于早期诊断，阳性率均在 90% 以上。

五、流脑该怎么诊断

1. 疑似病例

有流脑流行病学史：冬、春季节发病（2～4月为流行高峰），1周内有流脑病人密切接触史，或当地有本病发生或流行；既往未接种过流脑菌苗；临床表现及脑脊液检查符合化脓性脑膜炎表现。

2. 临床诊断病例

有流脑流行病学史；临床表现及脑脊液检查符合化脓性脑膜炎表现，伴有皮肤黏膜瘀点、瘀斑。或虽无化脑表现，但在感染中毒性休克表现的同时伴有迅速增多的皮肤黏膜瘀点、瘀斑。

3. 确诊病例

在临床诊断病例基础上，细菌学或流脑特异性血清免疫学检查呈阳性。还应与流行性乙型脑炎、其他病毒性脑膜炎和脑炎鉴别。

六、流脑与乙脑的区别

乙脑是流行性乙型脑炎的简称，乙脑和流脑虽然都是中枢神经系统的传染性疾病，临床表现也有相同之处，但它们是两种不同的疾病，其病因、症状、治疗方法和后果等都不相同。

流脑是脑膜炎双球菌引起的，是由带菌者或病人经呼吸道飞沫传染。乙脑是由乙脑病毒引起的,此种病毒通过蚊虫先在牲畜(如幼猪、马、牛等)中传播,而后再传播给人。流脑流行始于冬末,春季盛行,到初夏就明显下降,季节性不如乙脑明显。乙脑流行有严格的季节性,大都在夏季和初秋。两种病发病初始都有发热、头疼、恶心、呕吐,典型病人可以有嗜睡、抽搐、昏迷等。但乙脑病人没有菌血症期,不会出现皮肤瘀点,也少有很快出现休克者。虽然二者重症的病人都会发生颅内压增高的种种危险症状,但乙脑病程进展不像流脑那么迅速。流脑一般病程为 7~10 天左右,恢复期常在口鼻周围起疱疹,而乙脑病程约经 2 周才进入恢复期,甚至在发病 6 个月后仍遗留神经、精神方面的症状。

流脑采用青霉素等治疗效果较好,如能及时诊断治疗,很少有后遗症。乙脑因是病毒感染,目前尚无特效疗法,采用中西药物治疗有一定的效果。少数病人可能会有神经、精神障碍的后遗症。

七、流脑该如何治疗

流脑,尤其是暴发型流脑,病情进展迅速,主要死因为败血症导致的休克、DIC 和脑水肿、脑疝。因此,及早的诊断、严密的病情观察是本病治疗的关键。对疑似病例要按呼吸道传染病隔离。

1. 普通型流脑的治疗

病原治疗:尽早应用敏感并能透过血脑屏障的抗菌药物。青霉素尚未发现明显耐药,为治疗流脑的首选抗菌药物,宜大剂量使用,以使脑脊液含量达到有效浓度。成年人:20 万 IU/

(kg·d)（可用 320 万 IU～400 万 IU/次，静脉滴注，q8h），疗程 5～7 天。儿童：20 万 IU～40 万 IU/(kg·d)，分 3～4 次静脉滴注，疗程同成人。头孢菌素首选头孢曲松钠。抗菌活性强，疗效类似于青霉素，但价格较高，宜用于不能应用青霉素的重症病人，疗程均为 3～5 天。应用过程中，应注意二重感染的发生。也可选用头孢呋肟。氯霉素也可选用，疗程 5～7 天。重病人可联合应用青霉素、氯霉素。在应用过程中应注意其对骨髓造血功能的抑制作用。

对症治疗：应保证热量及水电解质平衡。高热时可用物理降温和药物降温；颅内高压时给予 20% 甘露醇 1～2g/kg，快速静脉滴注，根据病情 4～6 小时一次，可重复使用，应用过程中应注意对肾脏的损害。

2. 暴发型流脑的治疗

休克型治疗：尽早应用抗菌药物，可联合应用青霉素、氯霉素或头孢曲松钠、头孢呋肟，用法同前，但首剂应加倍。迅速纠正休克，扩充血容量及纠正酸中毒治疗，正确使用血管活性药物以纠正异常的血液动力学改变和改善微循环。

DIC 的治疗：如皮肤瘀点、瘀斑迅速增多及扩大融合成大片瘀斑，且血小板急剧减少，凝血酶原时间延长，纤维蛋白原减少时应高度怀疑有 DIC，宜尽早应用肝素。应用肝素时，用凝血时间监测，调整剂量。如有明显出血，可输入有肝素抗凝的新鲜血。肝素治疗持续到病情好转为止。

肾上腺皮质激素的使用：适应症为毒血症症状明显的病人。有利于纠正感染中毒性休克。静脉注射，一般不超过 3 天。

脑膜脑炎型的治疗：除应用抗菌素外，应及时发现和防治脑水肿。在积极治疗脑水肿的同时,保持呼吸道通畅,必要时气管插管,使用呼吸机治疗。

3. 轻型流脑的治疗

轻型流脑的治疗可根据病情参照普通型流脑的治疗方法,抗菌药物首选磺胺嘧啶(SD)或青霉素等。

八、怎么预防流脑

1. 养成良好的个人卫生习惯

打喷嚏或咳嗽时应用手绢或纸巾掩盖口鼻。不要随地吐痰,不要随意丢弃吐痰或揩鼻涕使用过的手纸。勤洗手,使用肥皂或洗手液并用流动水洗手,不用污浊的毛巾擦手。双手接触呼吸道分泌物后(如打喷嚏后)应立即洗手。不要与他人共用水杯、餐具。学校、办公室或居民家中应做到每天开窗至少 3 次,每次不少于 10 分钟。如周围有流脑病人时,应增加通风换气的次数。在开窗时,要避免穿堂风,注意保暖,并勤洗晒衣服。每天晚间要认真刷牙(一般不少于 3 分钟),刷牙后用温生理盐水漱口,仰头含漱能充分冲洗咽部,效果更佳。

2. 加强体育锻炼,增强抵抗力

加强户外活动和耐寒锻炼。注意平衡饮食,保证充足睡眠。注意环境卫生。在传染病流行季节尽量少带儿童到人员密集的公共场所。

3. 接种流脑疫苗

接种流脑疫苗可减少感染的机会或减轻流脑症状。

目前在我国有两种流脑疫苗：A 群流脑疫苗和 A＋C 群流脑疫苗。A 群流脑疫苗可预防 A 群流脑（我国流脑病例以 A 群为主，其他血清群少见），A＋C 群流脑疫苗可以预防 A、C 两群流脑的发病。

易感人群在流行季节到来之前应适时接种流脑疫苗，接种后 90％以上的人都会得到保护。除常规接种疫苗外，出现病例后，病例的接触者及其周围人群应接种相应血清群的疫苗。

接种疫苗后少部分人会出现接种部位的局部反应，包括红肿痛等，一般 1～2 天后会自行消失；少部分人接种后会有发热；个别人接种后会发生较严重的过敏反应，可表现为呼吸困难、气喘、面色苍白、乏力、心跳加快或眩晕，但此种情况非常罕见。发生严重的过敏反应时应马上就医，并与疫苗接种单位联系。

4. 预防性服药，做好防护

尽管接种疫苗有很好的保护作用，但从接种疫苗到身体能产生预防流脑的效果，需要 10～14 天时间。因此对于流脑患者的密切接触者来说，最好是在医务人员的指导下服用抗生素进行预防。密切接触者指与流脑患者同吃同住人员，包括家庭成员、学校里的同班者及处在同一小环境中的人群。儿童应尽量避免与有上述症状病人接触。流行季节在人员拥挤的场所内应戴口罩。如出现发热、头痛、呕吐等症状，应及时就医。有上述症状的病人应佩戴口罩，以防传染他人。

第十五章

感染性腹泻

一、感染性腹泻及其特点

感染性腹泻是全球发病率高和流行广泛的传染病,对人类尤其是儿童健康危害严重,是发展中国家的重要公共卫生问题,我国感染性腹泻病的发病率一直位居肠道传染病的首位。据世界卫生组织估计,全世界每天约有数千万人发病,每年腹泻病例高达 30 亿～50 亿例次,有 500 万～1 000 万病例因严重腹泻而死亡,平均每天死亡 2.5 万人,儿童所占比例尤其突出。

1. 什么是感染性腹泻

感染性腹泻是一组由细菌、病毒、真菌、原虫等多种病原体引起,以腹泻为主的肠道传染病。其中病原十分明确的,已给予了特定的名称,如霍乱、细菌性痢疾、伤寒和副伤寒,除此之外统称为其他感染性腹泻,较常见的如沙门菌肠炎、肠致泻性大肠杆菌肠炎、轮状病毒肠炎等,同属国家丙类法定报告传染病。感染性腹泻虽然病原多种多样,但大多由于摄入不洁饮食(如凉菜,变质的虾、蟹、水等),导致细菌和病毒污染,再加上一些人的不良卫生饮食习惯,使得病从口入。其主要表现为腹泻,可伴有腹痛、发热、恶心、呕吐、食欲不振等胃肠道症状,大便性状常因病原体不同而异;有些伴有发热、头痛、肢体疼痛、全身中毒症状,若治疗不及时,可引起严重的并发症,甚至导致死亡。感染性腹泻病原体随排泄物排出体外,污染环境、食物及水源,可以引起暴发流行。

2. 感染性腹泻的传播途径

（1）经水传播

如果生活饮用水源被肠道传染病人和病原携带者排出的粪便、呕吐物污染或在水中洗涤病人的衣裤、器具、手脚等都容易造成水源污染,可引起霍乱、伤寒、细菌性痢疾等疾病的暴发流行。

（2）经食物传播

食品在加工、制作、储存、运输和销售等过程中被肠道传染病的病原体污染,可造成局部的流行和暴发流行。

（3）接触传播

通过握手、使用或接触过病人的衣物、文具、门把手、人民币等造成病原体传播。

（4）昆虫传播

苍蝇、蟑螂等都能起机械搬运病原体的作用,有些病原体还能在昆虫的肠管里存活一段时间,甚至繁殖。到处活动的苍蝇、蟑螂等也是造成肠道传染病扩散的重要原因。

3. 感染性腹泻的预防

控制感染性腹泻,应落实到传染病防控的三个环节上。首先是病人、接触者及病原携带者的管理,应根据实际情况实施治疗、医学观察和隔离措施,如症状明显者应送医院进行治疗,并按肠道传染病进行隔离,包括暂停上岗、上课,留在家里休息。

切断传播途径上,首先要妥善处理病人的排泄物、呕吐物及清理可能污染的场所;食品加工过程中所用的用具、食品加工场所的污水及厕所等,需按要求进行彻底的清洁消毒。在预防措施上要加强以预防肠道传染病为重点的卫生宣传教育,搞好环境卫生,提倡喝开水,不吃生或半生的食品,蔬菜水果应彻底清洗,有条件的最好消毒或者去皮食用;提倡饭前便后或是准备食物之前做到勤洗手,养成良好的个人卫生习惯。概括起来,预防肠道传染病有一个九字真经,即吃熟食、喝开水、勤洗手。改变有些农村人畜共舍的生活习惯,加强和改善饮用水卫生,实行饮用水消毒,要特别加强对饮食行业、农贸集市、集体食堂等的食品卫生管理。医疗机构要健全腹泻门诊,加强腹泻疾病监测。当发生腹痛、腹泻、恶心、呕吐等胃肠道症状时,要及时去就近医疗机构的肠道门诊治疗,以免延误病情。

4. 怎样消毒肠道传染病病人的排泄物和生活用品

肠道传染病病人的大便、呕吐物内都含有大量的病菌或病毒。病人的食具、吃剩的饭菜、内衣裤、用具等,也可能污染上病菌或病毒,因此这些东西都必须进行消毒。消毒的方法有以下几种。

(1) 煮沸消毒

能够用煮沸来消毒的有食具、棉织品、剩食等。一般煮沸 20 分钟,病毒、病菌、寄生虫等都能被杀死。

(2) 0.2％过氧乙酸消毒

在照料完病人以后,双手用 0.2％过氧乙酸溶液浸泡 2 分钟,然后用流水冲净,再擦肥皂清洗。

(3) 0.3％消毒灵消毒

家具、门把手等,每天可用 0.3％消毒灵溶液揩两次,上、下午各一次。

(4) 漂白粉消毒

粪便、呕吐物可加入相当于 1/5 量的漂白粉,搅拌均匀后静置 2 小时;每升尿加 5 克漂白粉泡 10 分钟;便盆、搪瓷盆倒空后用 1％～3％的漂白粉澄清液泡 1 小时。

(5) 石灰消毒

一份石灰加五份水成为石灰乳,每升粪用两升石灰乳泡两小时。

(6) 日光暴晒

衣被、用具、家具等用日光暴晒 3～6 小时也能杀菌。

(7) 挖坑深埋

可将吐泻物挖坑深埋。

感染性腹泻是农村常见的传染病,现就以腹泻症状为主的几种肠道传染病分别介绍如下。

二、细菌性食物中毒

1. 什么是细菌性食物中毒

细菌性食物中毒指由于进食被细菌或其细菌毒素所污染的食物而引起的急性感染中毒性疾病。其中前者亦称感染性食物中毒,病原体有沙门氏菌、副溶血性弧菌(嗜盐菌)、大肠杆菌、变形杆菌等;后者则称毒素性食物中毒,由进食含有葡萄球菌、产气荚膜杆菌及肉毒杆菌等细菌毒素的食物所致。

2. 细菌性食物中毒是如何发生的

细菌性食物中毒的特征:(1)在集体用膳单位常呈暴发起病,发病者与食入同一污染食物有明显关系。常因食物采购疏忽(所购买食物不新鲜或是病死牲畜肉)、保存不好(各类食品混合存放或贮存条件差)、烹调不当(肉块过大、加热不够或凉拌菜)、生熟刀板不分或剩余物处理不当而引起。节日聚餐时饮食卫生监督不严,尤易发生食物中毒。(2)潜伏期短,突然发病,临床表现以急性胃肠炎为主,肉毒中毒则以眼肌、咽肌瘫痪为主。(3)病程较短,多数在2~3日内自愈。(4)多发生于夏、秋季,本病在5~10月较多,7~9月尤易发生,此与夏季气温高、细菌易于大量繁殖密切相关。根据临床表现的不同,分为胃肠型食物中毒和神经型食物中毒。

传染源:带菌的动物如家畜、家禽及其蛋品,鱼类及野生动物为本病主要传染源。患者带菌时间较短,作为传染源意义不大。

人群易感性：普遍易感，病后无明显免疫力。

3. 细菌性食物中毒有哪些表现

因感染的细菌不同，其表现各异。多以急性胃肠炎症状为主，以腹痛、腹泻、恶心、呕吐、发热为主要症状，其特征是突然暴发，潜伏期短，发病者均与食用毒性食物有明确的联系等。病情的轻重与进食的食物量及人体的抵抗力有关，进食量多、抵抗力低的病人病情较严重，腹泻严重者可导致脱水、酸中毒甚至休克。

葡萄球菌食物中毒呕吐较明显，呕吐物含胆汁，有时带血和黏液。腹痛以上腹部及脐周多见。腹泻频繁，多为黄色稀便和水样便。侵袭性细菌引起的食物中毒，可有发热、腹部阵发性绞痛和黏液脓血便。副溶血弧菌食物中毒的部分病例大便呈血水样。产气荚膜杆菌 A 型菌病情较轻，少数 C 型和 F 型可引起出血性坏死性肠炎。摩根变形杆菌还可发生颜面潮红、头痛、荨麻疹等过敏症状。而肉毒杆菌食物中毒几乎无一般食物中毒的呕吐、腹泻等症状，主要以中枢神经系统症状为主，发病初期可有乏力、头晕、头痛，继而出现复视、眼睑下垂、瞳孔散大、对光反射消失及眼内外肌瘫痪，并常有咀嚼、吞咽、言语及呼吸困难等颅神经麻痹症状，肢体瘫痪者则比较少见。

4. 细菌性食物中毒如何治疗

暴发流行时的处理应做好心理疏导和组织工作，将患者进行分类，轻者在原单位集中治疗，重症患者送往医院或卫生队治疗，即时收集资料，进行流行病学调查及细菌学的检验工作,以明确病因。查明原因应根据中毒者发病急,短时间内同时发病,发病范围局限在食用同一种有毒食物的人等特点,找到引起中毒的食品,并查明引起中毒的具体病原体。对可疑食物、患者呕吐物及粪便进行细菌学培养,分离鉴定菌型,做血清凝集试验。

对症治疗:卧床休息,吃流食或半流食,宜清淡,多饮开水。吐泻腹痛剧者暂禁食,给复方颠茄片口服或注射654—2,腹部放热水袋。及时纠正水与电解质紊乱及酸中毒。血压下降者给予升压药。高热者用物理降温或退热药。

抗菌治疗:通常不需应用抗菌药物,可以经对症疗法治愈。症状较重考虑为感染性食物中毒或侵袭性腹泻者,应及时选用抗菌药物,如喹诺酮类抗生素。

肉毒杆菌食物中毒早期,应立即用水或1∶4 000高锰酸钾液洗胃,灌肠。安静卧床,注意保温。尽早使用多价抗毒血清,在起病后24小时内或在发生肌肉瘫痪前静注或肌注5万~10万单位,必要时6小时后重复注射。有报道称,盐酸胍乙啶有促进末梢神经释放乙酰胆碱的作用,可用以治疗肉毒杆菌中毒,用后半数患者症状好转,但对严重呼吸衰竭患者无效。

5. 怎样预防细菌性食物中毒

细菌性食物中毒的预防及消毒方法与感染性腹泻的相同,不再赘述。

三、细菌性痢疾

1. 什么是细菌性痢疾

细菌性痢疾(简称菌痢)是由志贺氏菌属(痢疾杆菌)引起的以腹泻为主要症状的急性肠道传染病。全年均可发病,但以夏、秋二季为最多,并可引起流行。痢疾杆菌最适宜的生长温度为37℃,容易在食物、饮料、水果、蔬菜中繁殖,可导致痢疾流行。儿童感染菌痢的机会更多,发病率较高。水源若被痢疾杆菌污染多引起菌痢流行,苍蝇与菌痢传播有密切关系。

传染源:细菌性痢疾的主要传染源为已经感染发病的病人和不发病的带菌者。患者中以非急性典型菌痢与慢性隐匿型菌痢为重要传染源。

人群易感性:人群对痢疾杆菌普遍易感。学龄前儿童患病多与其不良卫生习惯有关;成人患者同机体抵抗力降低、接触感染机会多有关。加之患同型菌痢后无巩固免疫力,不同菌群间及不同血清型痢疾杆菌之间无交叉免疫,造成重复感染或再感染而反复发病。

2. 细菌性痢疾有哪些表现

主要表现为畏寒、发热,体温可达39℃,伴呕吐,继发阵发性腹痛及腹泻,每天排便数次至数十次,常伴里急后重,便量少;典型大便为脓血或黏液脓血便,常伴左下腹压痛,可有酸中毒、电解质紊乱等。持续1~3周后缓解或自愈,亦可转为慢性。中毒型菌痢多发生在2~7岁儿童,起病急骤,病势凶险,全身中毒症状严重,可有嗜睡、昏迷及抽搐,迅速发生周围循环衰竭或呼吸衰竭,亦可二者兼有。而腹泻、呕吐不一定严重,出现较晚,如果不及时诊治,死亡率很高。流行季节有腹痛、腹泻及脓血便时应考虑菌痢的可能。对突然高热、惊厥、昏迷的患儿,需与乙脑鉴别。

3. 细菌性痢疾如何治疗

病人应予胃肠道隔离至症状消失,大便培养连续两次至阴性为止,并卧床休息。饮食一般以流食或半流食为宜,忌食刺激性、多油、多渣和粗纤维食物,等进入恢复期再逐步过渡到正常饮食。有失水现象者可给予口服补液盐。如有呕吐等而不能由口摄入时,则可给予生理盐水或5%葡萄糖盐水静脉滴注,注射量视失水程度而定,以保持水和电解质平衡。

痢疾杆菌极易耐药,应根据药敏情况选用敏感抗生素,同时注意药物的毒副作用及过敏反应,目前常用药物有喹诺酮类和第三代头孢类抗生素。坚持按疗程服药,一般要5~7天。切忌大便好转就停药,这有可能成为带菌者或转化为慢性痢疾导致治疗更为困难。凡痉挛性腹痛者可给予颠茄片或阿托品口服,也可腹部热敷止痛,但切不可大量应用解痉剂或抑制肠蠕动的药物,以免导致大量毒素和细菌滞留于肠道而加重中毒症状。惊厥、循环衰竭或呼吸衰竭的病人,予以抗惊厥、抗休克、给氧、纠酸,必要时使用肾上腺皮质激素。

4. 怎样预防细菌性痢疾

(1)注意饮食卫生

预防细菌性痢疾的发生必须注意饮食卫生。食品必须新鲜,不吃变质、腐烂、过夜的食物,存放在冰箱的熟食和生食不能过久,熟食应再次加热并热透后食用,生吃的食品及水果要清洗干净,最好再用开水洗烫。

夏季不吃冷饮是不可能的,关键是要注意购买品牌优良的产品,不要喝小摊上的饮料。在马路上吃冰棍和冰淇淋是极不卫生的,特别是风大时,落在冰棍上的尘灰常带有细菌。

(2)搞好饮用水卫生

保护好饮用水不受污染,不论是自己使用的井水,还是集中式供水厂,都要认真做好饮用水的消毒、管理工作,防止饮用水受到污染,确保饮用水安全。

(3)做好环境卫生

苍蝇、蟑螂等是传播痢疾的媒介。苍蝇喜栖息在脏物上,脚上沾满成千上万的病菌,可将病菌带到食物、餐具、物体上。当吃了这些食品或手接触了被污染的物体,都可以感染上痢疾。在预防肠道传染病方面,手的清洁卫生应该重视。由手将病菌带入口内也是得痢疾的主要途径。因此,便后饭前要彻底清洗双手,改掉吃手指的不良习惯。此外,保持环境卫生,清除垃圾和地面积水,消除蚊蝇孳生地,做好粪便的无害化处理,对环境进行杀虫,消灭苍蝇、蟑螂等,在防止痢疾方面也很重要。

(4)个人如何预防菌痢

世界卫生组织提出了三条简单、易行、有效的建议,即食熟食、饮开水、洗净手。因此预防菌痢的方法比较简单，主要是预防病从口入，做到五要五不要。五要：饭前便后、出门回家、准备食物和给孩子喂食前都要用肥皂洗手，买回海产要煮熟，隔餐食物要热透，生熟食品要分开，出现症状要就诊。五不要：生水未煮不要喝，无牌餐饮不光顾，腐烂食品不要吃，暴饮暴食不可取，未消毒（病菌污染）物品不要碰。

（5）经常性预防措施

做好饮水消毒，不喝生水；不随地大小便，不乱倒垃圾污物，不污染水源；做好粪便的无害化处理；不到病家或病村串门。

四、霍乱

1. 什么是霍乱

霍乱，俗称"泻吐症"，是因肠道感染霍乱弧菌引起的烈性肠道传染病。具有发病急、传播快、波及面广的特点，由于对社会安定、经济发展及群众生命健康危害极大，被我国列为两种强制管理的甲类传染病之一，同时也是《国际卫生条例》规定国际检疫的三种传染病之一。

75％的感染霍乱者不出现任何症状。在报告病症的病例中，大多数情况下，感染只造成轻度腹泻或根本没有症状。典型表现为剧烈的无痛性腹泻，严重者一天腹泻几次至数十次，并引起严重脱水、酸碱失衡、周围循环衰竭及急性肾功能衰竭。因此感染霍乱后，如果治疗不及时或治疗方法不恰当，会引起严重脱水导致死亡。感染霍乱病愈后，可获一定的免疫力。

霍乱病人分为重型、中型和轻型。重型和中型病人由于频繁的腹泻和呕吐,易对周围环境造成新的污染。轻型病人由于症状轻而就诊较少,在诊治过程中也容易误诊和漏诊,因此不容易被发现,容易造成接触人群导致新的感染。

霍乱带菌者是指虽然无临床表现但粪便能排出霍乱弧菌的人,包括潜伏期带菌者、病后带菌者和健康带菌者。潜伏期带菌者:霍乱的潜伏期多数为 1～2 天,一般在潜伏期未能从病人粪便中查出霍乱弧菌,但有的病例在腹泻前数日就能查出霍乱弧菌。病后带菌者分为恢复期带菌者和慢性带菌者。在临床症状消失后的 3 个月内能查出大便带菌的病例叫恢复期带菌者;病人临床症状消失后,大便带菌超过 3 个月的病例叫慢性带菌者。健康带菌者是指粪便中虽然能排出霍乱弧菌但始终没有临床表现的病例。这种带菌者的排菌时间一般不超过 7 天。

2. 霍乱的危害

印度素有"人类霍乱的故乡"之称。19 世纪初,由于交通日益发达,霍乱开始从印度向世界各地传播,已先后波及了一百多个国家和地区。霍乱从 19 世纪初至今已引起 7 次世界性大流行。

1817～1923 年百余年间,在亚、非、欧、美、澳等洲发生的 6 次世界性霍乱大流行是由古典生物型霍乱弧菌引起的,给人类带来了巨大的灾难。1961 年开始的第 7 次世界性霍乱大流行,是由埃尔托生物型霍乱弧菌引起的,至今已波及五大洲 140 个以上的国家和地区,报告病例数在 400 万以上,目前尚无停息的迹象。

1992 年 10 月印度和孟加拉相继发生一种由 O_{139} 群霍乱弧菌引起的新型霍乱暴发和较大流行,这型霍乱随后在亚洲传播,至今已有印度、孟加拉、中国、巴基斯坦、泰国、马来西亚、缅甸、尼泊尔、新加坡、斯里兰卡等国以及中国香港等地报告发生 O_{139} 霍乱病例。

1820 年霍乱首次传入我国,尤其是 1924~1948 年期间,我国几乎每年均有霍乱发生,有些年份报告的病例数达数万至 10 余万,病死率也常高达 30% 以上。新中国成立后,在党和政府的领导下,坚持贯彻"预防为主"的卫生工作方针,加强国境卫生检疫和传染病管理,大力开展群众性爱国卫生运动,我国再未出现过古典型霍乱。但进入 90 年代后,全球霍乱流行形势重现严峻,我国于 1993 年也发现了由 O_{139} 血清群引起的霍乱疫情,由于其传播速度之快远超过埃尔托霍乱,因而国际上曾有专家提出可能是"第 8 次霍乱流行"的开始。同时由于我国各地社会经济发展不平衡,广大农村公共卫生设施还有待完善,加上目前国内外交往日益频繁,人流、物流量日益增多,因此在建筑工地、城乡结合部、流动人口聚居地,由于生活环境差,存在霍乱散发或流行的潜在威胁。

3. 霍乱发生的季节和病原体特点

霍乱多发于夏、秋季,我国霍乱发病季节一般在 5~11 月,而流行高峰多在 7~10 月。

霍乱弧菌对热、干燥、日光照射、常用消毒剂,如含氯制剂、碘制剂等均很敏感。加热是杀死霍乱弧菌的最好方法,水中的霍乱弧菌经 100℃ 煮沸 1~2 分钟即可被杀死;2% 漂白粉、0.25％过氧乙酸溶液和 1∶500 000 高锰酸钾数分钟便可将其杀灭。但霍乱弧菌对低温和碱的耐受力较强，在未经处理的河水、塘水、井水、海水中，有的霍乱弧菌可存活1～3 周，在有藻类或甲壳类等生物的淡盐水中可进一步延长其存活时间，甚至可以繁殖和越冬。因此，水产品、海产品、加工过的熟食品如果受到霍乱弧菌的污染，若温度、酸碱度等条件适宜，霍乱弧菌不仅能存活还可繁殖，进而通过饮食造成传播或暴发。

4. 哪些地区是霍乱的高发地区

霍乱的发病区域一般以沿海为主，特别是江河入海口附近的江河两岸和水网地带。一般来说沿海、沿江地区的发病率高于平原，平原高于山区和半山区，盐碱地区高于非盐碱地区。其主要原因为霍乱多经水路传播，由于沿江、沿海地区交通便利，渔民、船民活动频繁，一旦有病例发生，容易发生扩散。同时沿海及盐碱地区的水源含盐量高，水质偏碱，加之温度和湿度有利于霍乱弧菌的生存和繁殖，而沿江、沿海地区的居民大多饮用河水、沟水、塘水和有生食或半生食水产品的习惯，因此发生霍乱感染的机会增多。

5. 哪些人容易患霍乱

人群普遍易感，但胃酸缺乏者尤其易感。在霍乱的新感染地区，各年龄段发病无明显差别，但成人比儿童易受感染。经常发生霍乱的地区则幼儿发病较多。

渔民、船员和农民因受感染机会、居住条件和卫生习惯等因素影响，其发病人数较其他职业的人群多。

旅游、留学人员：热带、亚热带是霍乱的主要流行区，因此,去东南亚、西亚、非洲和中南美洲国家留学、工作、旅游,特别是去有霍乱疫情的地区,均可增加感染霍乱的危险。

生食、半生食水产品者:有人统计,生食、半生食、盐腌生食患霍乱病者较多,约占饮食传染的80.3%;熟食冷吃者占9.97%,比如生食螃蟹、鱼片、冰虾、牡蛎、蛤、蚶等。半生食(开水煮不足4分钟)螺、贝类、海鲜火锅及烧烤水产品,还有由于生熟不分,交叉污染,也容易感染,可在举办酒宴或各种集体聚餐时引起食物型暴发。

低胃酸者易患病:霍乱弧菌怕酸不怕碱。由于胃酸水平的个体差异,使一部分胃酸水平较低的人群对霍乱弧菌的易感性增强,如慢性胃病、胃酸缺乏症、胃癌、糖尿病等患者均为易感人群。此外,饭前喝饮料、暴饮暴食均可冲淡胃酸,造成易感。

6. 哪些人可传播霍乱

霍乱的传染源主要是病人和带菌者。典型病人的吐泻物含菌量甚多,同时由于这类病人吐泻频繁,极易污染食物,这对疾病传播起重要作用,因此是传播霍乱的重要传染源;轻症病人往往因就诊不及时,或误诊、漏诊,容易成为传染源;带菌者自己无症状,粪便中带有霍乱弧菌,也是霍乱的主要传染源。

7. 霍乱病菌传播主要通过哪些途径

霍乱是经口感染的肠道传染病,霍乱弧菌随病人或带菌者的粪便排出体外,只有经口食入才引起发病,因此是典型的"病从口入"。具体有以下四种途径:(1)经水传播,主要是人们喝进被污染的生水,或用这些水洗刷食具、水果和生吃的蔬菜,病菌便可经口进入人体,从而引起发病。经水传播是最主要的传播途径,历次较广泛的流行或暴发多与水体被污染有关。(2)经食物传播,其传播作用仅次于水,主要是由于人们进食了被霍乱弧菌污染而又没有煮熟煮透的水产品,特别是虾、螺、蟹、甲鱼等海产品或被霍乱弧菌污染的水果、蔬菜、熟食、凉拌菜等。(3)经生活接触传播,主要是经手传播,即健康人的手接触了受霍乱弧菌污染的物品后,用带菌的手抓拿食物或使用带菌的用具,特别是餐具引起的传染。(4)进食了被带菌苍蝇、蟑螂叮爬过的瓜果、熟食品而引起传播。

8. 哪些水产品易致感染

根据多年水产品病原监测结果,易被霍乱弧菌污染的水产品有以下几种:(1)两栖类,如甲鱼、牛蛙,尤以进口甲鱼危险性较大。(2)甲壳类,如虾、蟹等危险性较大。(3)鱼类,以体表黏液多者危险性较大,如鲇鱼、鳝鱼、黑鱼、鳗鱼等。(4)贝壳类,如蛏、蚶、蛤、螺等。

9. 感染霍乱后有哪些表现

霍乱潜伏期约为 1～3 天,短者数小时,长者 5～6 天。典型患者多急骤起病,少数病例病前 1～2 天有头昏、倦怠、腹胀及轻度腹泻等前驱症状。病程通常分为三期。

(1)泻吐期

多数病人无前驱症状,突然发生剧烈腹泻,继之呕吐,少数先吐后泻,多无腹痛,亦无里急后重,少数有轻度腹痛,个别有阵发性腹部绞痛。腹泻每日几次至数十次,甚至大便从肛门直接流出,难以计数。大便初为黄色稀便,迅速变为米泔水样(淘米水样)或无色透明水样,少数重症患者可有洗肉水样便。呕吐一般呈喷射性、连续性,呕吐物初为胃内食物残渣,继之呈米泔水样或清水样。一般无发热,或低热,常持续数小时或1~2天后进入脱水期。

(2)脱水期

由于剧烈吐泻,病人迅速呈现脱水和周围循环衰竭。轻度脱水仅有皮肤和口舌干燥,眼窝稍陷,神志无改变。重度脱水则出现"霍乱面容",眼眶下陷,两颊深凹,口唇干燥,神志淡漠甚至不清。皮肤皱缩湿冷,弹性消失。手指干瘪似洗衣妇,腹凹陷如舟。可引起肌肉痛性痉挛,以腓肠肌、腹直肌最为突出。钾盐大量丧失时主要表现为肌张力减低、反射消失、腹胀、心律不齐等。脱水严重者有效循环血量不足,脉搏细速或不能触及,血压下降,心音低弱,呼吸浅促,尿量减少或无尿,血尿素氮升高,出现明显尿毒症和酸中毒。

(3)反应恢复期

患者脱水纠正后,大多数症状消失,逐渐恢复正常。约三分之一患者因循环改善、残存于肠腔的毒素被吸收,又出现发热反应,体温约38℃~39℃,持续1~3天自行消退。

整个病程平均3~7天,也有长达10余天的。有极少数病人未出现吐泻症状但发生循环衰竭导致死亡,这种病情称为"暴发型霍乱"或"干性霍乱"。

10. 患了霍乱应该怎么办

霍乱是一种极为致命性的疾病,儿童和成人均可能患病,它与其他腹泻病不同的是,该病可在数小时内造成健康人死亡,营养不良儿童和艾滋病病毒感染者等免疫力较低下者如果感染了霍乱,死亡的风险更大。由于霍乱传染性很强,因此一旦发现感染霍乱,无论是轻型患者还是带菌者,均要隔离治疗。停服抗菌药物后,连续3天粪便培养未检出霍乱弧菌者才可解除隔离。感染霍乱后,如不接受隔离治疗,则属于违反《中华人民共和国传染病防治法》的行为,造成传染给别人带来严重后果的,会受到法律制裁。另外病人、带菌者要配合疾病预防控制中心工作人员做好流行病学调查、采样、家里的消毒等工作。

11. 与霍乱病人接触后应如何处理

与霍乱病人共同进餐或密切接触的人必须在指定的地点接受医学观察一周,服药预防,直至两次粪便培养呈阴性,经疾病控制机构同意后方可恢复工作。密切接触者大便检查后,要在医生指导下,选择服用抗菌药物进行预防。医学观察期间如有腹泻症状必须立即报告当地疾病预防控制中心。

12. 感染霍乱后如何治疗

首先霍乱病人要按甲类传染病隔离治疗。危重病人应先就地抢救,待病情稳定后在医护人员陪同下送往指定的隔离病房。确诊病例与疑似病例应分开隔离。

轻度脱水病人,以口服补液为主;中、重型脱水病人,须立即进行静脉输液抢救,待病情稳定、脱水程度减轻、呕吐停止后改为口服补液。在液体治疗的同时,给予抗菌药物治疗以减少腹泻量和缩短排菌期。可根据药品来源及引起流行的霍乱弧菌对抗菌药物的敏感性,选定一种常用抗菌药物,常用的抗生素为氟哌酸、环丙沙星等。

13. 哪些人应该进行预防服药

在病人发病前 5 天内和病后在饮食和生活上与病人有密切接触的人群都应该按要求进行预防服药。常用的预防性药物有:(1)环丙沙星:250mg,一日 2 次,共 2 天。(2)强力霉素:300mg 顿服,或第一天 200mg,第二天 100mg,共 2 天。(3)痢特灵:每日 2 次,1 次 0.2g,连服 2 天。儿童预防药物的剂量按相应药物说明书的要求计算。

14. 霍乱病后什么时候能恢复工作和学习

感染霍乱后,病人入院经医院隔离规范治疗后,临床症状消失,粪便每日培养 1 次,停药后连续 2 次阴性者,方可解除隔离出院。如无法进行病原检测,从发病之日起,住院隔离期达 7 天后,病人也可以出院;慢性带菌者大便连续培养 7 次阴性,胆汁培养每周 1 次,连续 2 次阴性者可解除隔离,但必须隔离至临床症状消失后 15 天才可出院。

15. 发生霍乱的地区应如何消毒

对疫点的消毒是有效切断传播途径、控制疫情的措施之一。可能被病人排泄物污染的厕所、餐具、地面、门拉手、衣物等都要进行消毒。霍乱弧菌对一般的消毒剂均较敏感,漂白粉、高效消毒粉(优氯净)、84 消毒液、漂白精、过氧乙酸、戊二醛等均有效。

16. 消毒后应注意哪些问题

(1)在施药期间,要求人们撤离房间。

(2)暴露在外的一切餐具、饮具、生活用品应用清水彻底冲洗后再使用。

（3）如怀疑食品、饮料、佐料等被药物污染，禁止再食用。

（4）为保证消毒效果，施药后的地面、墙面、桌面尽量长时间维持原样，在不影响生活的情况下，当天最好不进行冲洗。

（5）在做卫生过程中，双手不要接触眼、鼻、口、脸等，做完清洁后双手及暴露在外的皮肤应用清水彻底冲洗。

（6）剩余消毒杀虫剂的存放最好用原包装，并且存入在儿童不能触及的地方。

（7）在吸烟、饮水及用餐前必须洗手。

（8）用剩余的稀释液可倾倒于较为开阔的地面上，但要注意远离行道及池塘。

（9）如果消毒后发现单个心因性不良反应出现，要及时将该病例移出人群聚居场所。

17. 如何预防霍乱

（1）疫苗接种

目前，使用霍乱疫苗已成为可供选择的霍乱预防措施之一。我国研发的新型 rBS/WC 口服霍乱疫苗（胶囊型）已获批准上市，主要对 01 群霍乱有预防作用，同时对产肠毒性大肠杆菌（ETEC）感染性腹泻有 70% 的保护作用。疫苗适用于儿童，到高危地区的旅游者，野外、水上作业及流动人口等。

（2）家宴要注意预防霍乱

不要购买变质、变色、变味的食物；不要从流动熟食小贩或从无证照店铺购买食物；加工处理食物时，保持双手清洁，处理食物前、处理生的食物后及如厕后，都应用消毒水或清水洗净双手;要分不同的人处理熟制品(如卤味、烧味)和处理海产、家禽;如有腹泻或呕吐病状的人,不要处理食物;不要过早准备食物,尤其是海产品,最好即煮即用;生熟食物要用不同用具处理,刀、菜墩、装食物的盆和碗等餐具要生熟分开;食物要彻底煮熟;流动厨师带来的餐饮具和自家的餐饮具都要进行严格的消毒处理,最简便的消毒方法是煮沸20分钟左右,也可用消毒药浸泡消毒30分钟,再清洗干净;尽量不做凉菜,不使用甲鱼、虾蟹等水产品;在储存食物时,生的肉食、海产和其他容易变坏的食物,应放在雪柜内储存,雪柜温度保持在4℃以下;生熟食物要分开存放,如要放在一起,把熟食放在雪柜上格;已煮熟的食物,如不是即时食用,应储存在4℃以下且保存时间不超过48小时。办家宴前对周围环境进行杀虫处理,灭蝇灭蟑螂,防止食物受到污染。

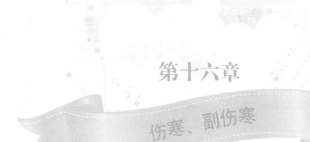

第十六章

伤寒、副伤寒

一、什么是伤寒、副伤寒

伤寒、副伤寒分别是由伤寒杆菌,副伤寒甲、乙、丙杆菌通过消化道侵入人体引起的传染病。伤寒和副伤寒的主要症状是:发热、头痛、全身不适、食欲减退、腹胀、便秘和轻度腹泻。体温逐渐上升,可高达39℃甚至40℃以上,高烧持续不退。

本病分布在我国各地,可因水源和食物污染发生暴发流行,常年散发,以夏、秋季最多,发病以儿童、青壮年较多。

二、伤寒、副伤寒的危害

伤寒和副伤寒是常见肠道传染病,为《中华人民共和国传染病防治法》规定的乙类传染病。世界卫生组织把伤寒作为一个全球性卫生问题。世界上伤寒、副伤寒总的发病趋势是下降的,发达国家如美国、西欧、日本等的发病率已降到 $0.4/10000\sim3.7/10000$,预防的重点在于输入病例的控制。据世界卫生组织估计,发展中国家发病率可高达 $540/10000$。新中国成立前伤寒流行严重、病死率高,新中国成立后,贯彻"以预防为主"的方针,发病人数呈逐年下降趋势,20 世纪 80 年代发病率为万分之五,20 世纪 90 年代都在万分之一以下。在有效抗生素应用之前,死亡率为 20%。应用氯霉素以来,病死率约 $1\%\sim5\%$。老年人、婴幼儿预后较差。并发肠穿孔、肠出血、心肌炎等病死率较高。本病复发率一般在 10% 左右。

三、伤寒、副伤寒是如何传染的

1. 引起伤寒、副伤寒的罪魁祸首

伤寒杆菌,副伤寒甲、乙、丙杆菌均为沙门氏菌属,是引起伤寒和副伤寒的罪魁祸首。它们在自然环境中抵抗力强,耐低温,最适宜温度为 $37℃$,在水中能存活 $1\sim3$ 周,在牛奶、肉类、蛋类中可存活数月,在粪便中能生存 $1\sim2$ 月,在水中冻土地可存活半年。对阳光、热、干燥、消毒剂及酸敏感,阳光直接照射数小时即可死亡,加热 $60℃15$ 分钟即

死亡,煮沸即死,5%石灰酸5分钟可杀死。

2. 哪些人具有传染性

传染源是伤寒、副伤寒病人和慢性带菌者。慢性带菌者可长达数年、数十年,甚至终身带菌。

3. 伤寒、副伤寒是通过哪些途径传播的

当伤寒、副伤寒杆菌随感染者粪便、呕吐物等排出体外,污染水源、食物、生活用品等,当健康者饮用受污染的水、食物等,或接触感染者的日常生活用品时,均可感染伤寒、副伤寒杆菌而得病。另外,苍蝇等媒介也可携带伤寒、副伤寒杆菌并传播给健康者。

伤寒、副伤寒主要是经粪—口感染传播的肠道传染病,传播途径主要有以下三种。

经水传播:病人或病原携带者的粪便、尿、呕吐物排入水源,被病原体污染的衣裤、器具、手都可使水受到污染。水受到污染后可引起伤寒的流行。

经食物传播:在食品生产、加工、运输、贮存和销售的过程中都存在被病原体污染的危险。食品中的病原体可来自存放容器、进餐用具、手的接触、施用粪便及被昆虫污染等。

接触传播:通过握手,使用或接触衣物、文具、门把手等,都有可能造成病原体的传播和扩散。

4. 容易发生伤寒、副伤寒的人群

人群对伤寒和副伤寒普遍易感。任何年龄的人均有可能感染伤寒和副伤寒,其中以学龄儿童为多,其次为青壮年及学龄前儿童。

学生、民工、餐饮工作人员、食品加工人员、经常在外就

餐人员及与伤寒和副伤寒患者密切接触的人员为高危人群。

5. 近年来伤寒、副伤寒的流行特点

本病一年四季均可发生,一般夏、秋季(8~10月)多发。各年龄组均可发病,发病多为青壮年、学龄及学龄前儿童。发病与当地的经济水平、卫生状况、地理环境密切相关。学校、农村、城乡结合部、低洼水网等地区是伤寒、副伤寒的重要流行区,流行形式有散发、暴发和流行,其中散发是主要流行形式。

四、伤寒、副伤寒有哪些表现

人感染伤寒、副伤寒后一般不会马上发病,伤寒一般要10~14天后才发病,病程约3~4周;副伤寒一般要6~8天后发病。

发热是该病的典型表现,常连续高烧39℃~40℃以上不退。与其他发热性疾病明显不同的是,该病患者脉速不快(医学上叫"相对缓脉");约一半患者皮肤会出现典型的淡红色丘疹,称"玫瑰疹",散布于患者的前胸、腹部、背部和四肢,出现在病程的第7~13天,分批出现,数量不多,一般是几个到十几个,大部分会在2~4日内消退;全身乏力、食欲不振,出现腹胀、便秘、腹泻、右下腹压痛;精神恍惚、表情淡漠、反应迟钝、听力减退。重症者有谵妄,昏迷等;肝脾肿大、压痛,少数出现黄疸、肝功能异常;伤寒并发肠出血或肠穿孔时,会引起相应的症状和体征;白细胞减少。

五、得了伤寒、副伤寒该怎么办

1. 患了伤寒、副伤寒如何治疗

一旦得了伤寒、副伤寒，应按医生的嘱咐治疗。

病人均应住院隔离治疗，隔离期至临床症状消失为止，连续大便培养两次阴性方可出院。

高热时用物理降温，必要时用药物酌情退热。持续高热伴有明显中毒症状者，在使用有效抗伤寒药物的原则下，可静脉滴入小剂量氢化可的松，中毒症状减轻即可停药。

饮食以食用高热量、易消化食物，少食多餐为原则，忌食不消化、易胀气食物，防止诱发肠穿孔和肠出血。肠出血者应禁食，大量出血者应输血，并发肠穿孔时宜及早手术治疗。

病原治疗，氟喹诺酮类为首选，如氧氟沙星和环丙沙星。儿童、孕妇、哺乳期妇女可用头孢曲松或头孢噻肟，如有过敏者可选用氯霉素，但注意其指征与副作用。

2. 伤寒、副伤寒治疗期间应注意什么

在家隔离的病人最好单独住或分床睡，不要到处乱串门或走亲戚，尽量减少和健康人的接触。病人用的餐具、便桶、洗涤卫生用品等要和健康人分开，并做好消毒，防止交叉传染。

3. 伤寒、副伤寒病人的家人需注意什么

如果家里出现伤寒、副伤寒病人，不必紧张。建议做到以下几点。

确诊的伤寒、副伤寒病人要及时到医院接受隔离及正规治疗。待症状消失、停药1周、粪便培养2次阴性后，才能出院。住院期间不要外出活动，家人及朋友、亲属应减少探视次数，以免复发或造成慢性带菌，传染给家人或其他人。

病人排泄物、衣物、食具和其他污染物品、场所，要随时进行消毒。可采用煮沸或含氯消毒剂浸泡、洗擦。

六、伤寒、副伤寒常用的消毒方法

伤寒、副伤寒病人的大便、呕吐物内，都含有大量病菌。病人的厕所、地面、食具、剩饭菜、衣物、用具等，也会污染上病菌。因此，所有这些东西都必须进行消毒。

煮沸消毒：能够用煮沸消毒的有食具、棉织品、剩食等。一般煮沸20分钟可杀死全部的伤寒杆菌和副伤寒杆菌，达到完全灭菌的效果。

高压蒸汽灭菌：是普遍应用的灭菌效果最好的消毒方法。121.3℃持续30分钟的消毒处理是对伤寒杆菌和副伤寒杆菌及其污染物的最安全、最彻底的消毒灭菌方法。

紫外线消毒：伤寒杆菌和副伤寒杆菌对紫外线具敏感性，主要指日光内的紫外线和紫外线灭菌灯。对患者的衣物、被褥等用品，采用太阳光照射的简单消毒法是有效的，尤其是在晴朗的夏天，经过太阳3～4小时的照射，可以完全达到消毒效果。也可用紫外线灯照射1～2小时消毒。

化学药物消毒：常用化学消毒剂如漂白粉、高效消毒粉（优氯净）、84消毒液、新洁尔灭、过氧乙酸、石灰乳等均能杀灭伤寒杆菌和副伤寒杆菌，消毒时剂量按消毒药使用说明确定。

饮用水消毒：井水，若井直径为 0.8 米，水深 2.5 米，则加漂白粉 10 克（约 1 匙）。缸水，每 1 担水加漂白粉精片 1 片，研碎后加入。

餐、饮具消毒：首选煮沸消毒 30 分钟；也可用漂白粉 2 克，加水 1 斤，浸泡 30 分钟，再用清水洗净。

排泄物和呕吐物消毒：稀薄的排泄物（粪便）或呕吐物，每 1 000 mL 可加漂白粉 50 克（1 两），搅匀放置 2 小时。成形粪便不能用干漂白粉消毒，可用 20% 漂白粉乳剂（配制方法：每 2 斤水加漂白粉 4 两，混匀所得混悬液即按 2 份加于 1 份粪便中，混匀后，作用 2 小时）。

房屋墙壁、地面消毒：漂白粉 40 克，加水 10 斤，喷雾或洗擦。地面消毒先由外向内喷雾 1 次，喷药量为 $200\sim300 mL/m^2$。待室内消毒完毕后，再由内向外重复喷雾 1 次。以上消毒处理，作用时间不少于 30 分钟。

衣、被褥、毛巾、玩具、家具及其他用具消毒：漂白粉 5 克加水 5 斤，浸泡、喷洒或擦洗消毒，作用 30 分钟。不能用煮沸、消毒液消毒的衣被、用具，日光暴晒 3～6 小时也能杀菌。也可用紫外线灯消毒 1～2 小时。

七、怎么预防伤寒、副伤寒

伤寒和副伤寒是可以预防的疾病，切断传播途径是预防和降低伤寒、副伤寒发病率的关键性措施。管好水源，清除垃圾，搞好粪便处理，加强饮食卫生管理，可以防止伤寒和副伤寒的发生和流行。要做到牢牢把住"病从口入"关，坚持"勤洗手、喝开水、煮熟吃"九字方针，做到以下几条。

1. 常规预防措施

养成良好的卫生习惯,不喝生水,饭前便后要洗手,洗手时要用肥皂反复搓洗干净,最好搓洗两遍;禁止随地便溺;搞好爱国卫生活动,消灭苍蝇、蟑螂等传染媒介。

生食瓜果要洗净,最好去皮后再吃,不能去皮的水果,可用消毒灵或高锰酸钾浸泡10分钟后用清水冲净再吃;不要生食、半生食海产品(如牡蛎、蛏子)和不熟的蔬菜;不吃腐烂变质的食物;不到卫生条件差的摊点、餐馆就餐。

家中及周围有病人时,要注意自我保护,注意隔离;不与病人共用碗筷,不吃病人吃剩下的东西;病人的大小便、便器、食具、衣物、生活用品等均需及时消毒处理,对可能污染的物品可使用煮沸、焚烧、阳光照射、消毒药浸泡等方法消毒处理;有发热的可疑病人及密切接触者,也应到医院及早隔离观察。

管好水源,注意食品卫生,防止本病通过污染饮用水和食品传播;不要接近被污染的水源,更不要在被污染的水源里洗漱、游泳;餐饮行业从业人员应定期体检,发现带菌者应及时调离工作岗位,彻底治疗。

免疫接种。在伤寒高发地区,可对重点人群如餐饮从业人员、中小学生、旅游工作人员、环卫工人、渔民船员、医务人员、实验室工作人员等进行预防接种。

2. 农村家宴时需要注意的事项

(1)选购新鲜的食物原材料,不要购买变质、变色、变味的食物。(2)不要从流动熟食小贩或从无证照店铺购买食物。(3)注意个人卫生,保持双手清洁,处理食物前、处理生的食物后及如厕后,都应用消毒水或清水洗净双手。(4)不要过早准备食物,尤其是海产品,最好即煮即食。(5)生熟食物要用不同用具处理,刀、菜墩、装食物的盆和碗等餐具要生熟分开。(6)食物要彻底煮熟。(7)流动厨师带来的餐饮具和自家的餐饮具都要进行严格的消毒处理,最简便的消毒方法是煮沸20分钟左右,也可用消毒药浸泡消毒30分钟,再清洗干净。

3. 储存食物的注意事项

(1)生的肉食、海产和其他容易变坏的食物,应放在雪柜内储存,雪柜在4℃以下。(2)生熟食物要分开存放,如要放在一起,把熟食放在雪柜上格。(3)已煮熟的食物,如不是即时食用,应储存在4℃以下且保存时间不超过48小时。(4)注意饮用水卫生和环境卫生,保护饮用水,避免受到污染,使用清洁的饮用水清洗餐饮具、食物和烹饪食物。保持店堂、食物加工间、清洗间、厕所和外环境的清洁,办家宴前对周围环境进行杀虫处理,灭蝇灭蟑螂,防止食物受到污染。

第十七章

病毒性肝炎

病毒性肝炎是由多种肝炎病毒引起，以肝脏损害为主的一组传染性疾病。据世界卫生组织提供的资料显示，全世界有3.5亿人受到乙肝的威胁，我国慢性乙肝患者及携带者就有1.2亿之多，也就是说，每10个人中就有1名乙肝患者，这是一个令人触目惊心的数字，不能不令人"谈肝色变"。病毒性肝炎已经成为严重危害人类健康的重要传染病，提高中小学生对病毒性肝炎的认识和普及肝病知识，可以积极有效地预防病毒性肝炎。目前按病原学明确分类的有甲型、乙型、丙型、丁型、戊型5种肝炎病毒，分别引起甲、乙、丙、丁、戊型病毒性肝炎，即甲型肝炎、乙型肝炎、丙型肝炎、丁型肝炎及戊型肝炎，下面我们将分节介绍各型肝炎。

一、甲型病毒性肝炎

甲型病毒性肝炎简称甲型肝炎,是由甲型肝炎病毒引起的一种急性传染病。甲型肝炎病毒最早是在急性肝炎病人的粪便中发现的,其对外界的抵抗力较强,在贝壳类动物、污水、淡水、海水、泥土中能生存数月。

1. 甲肝的传染源

通常是急性期患者和亚临床感染者,亚临床感染者是指受甲肝病毒感染后,无临床症状、无肝功能损害者。有资料表明,与急性甲肝病人接触并被传染后,约有10%的接触者发病,近90%的接触者为亚临床感染者,此型感染者从粪便中也可排出高滴度的甲肝病毒。在甲肝流行时,亚临床感染的人数很多,不仅可以作为暴发的传染源,而且在散发病例的传播中也起重要作用。甲型肝炎常年都有流行,但感染和发病高峰在冬、春季节,发病以青壮年为主。

2. 甲肝的传播途径

粪—口是其主要传播途径,甲型肝炎感染者的粪便、呕吐物中的甲肝病毒,如果未经过很好地消毒处理,就会污染饮用水源、周围环境、食物和健康人的手。另外甲肝患者的手(如潜伏期的炊事员)及带病毒的苍蝇,也能污染食物、饮水和用具。一旦易感者吃了含有甲肝病毒的食品和未经煮沸或煮熟的污染饮水和食物,或生食用粪便浇灌过的蔬菜、瓜果等均可患甲型肝炎,引起暴发或散发感染。水、食物是引发爆发性甲肝的主要方式,日常生活接触是散发病例的主要传播途径。1950年瑞典及1978年我国均因食用泥蚶引起甲肝流行,1979 年上海食用醉蟹引起过暴发,1988 年因食用甲肝病毒污染的毛蚶引起大暴发,均是粪—口途径传播的实例。

3. 甲肝的主要表现

甲型肝炎临床上表现为急性起病,病程为 2~4 个月,预后较好,一般不转为慢性和病原携带状态。甲型肝炎的症状与肝脏的功能密切相关,肝脏是人体内最大的"化工厂",甲肝病毒引起肝细胞损伤,肝脏所具有的代谢、解毒、胆汁生成、凝血、免疫、热量产生及水与电解质的调节等功能均会出现一系列的故障。但是感染了甲型肝炎病毒之后,不同的人临床表现可有不同:有相当一部分人,感染后没有任何症状,甚至肝功能也正常,而到恢复期却产生抗甲型肝炎病毒抗体。另一部分人经过 2~6 周的潜伏期,才出现临床症状,如发热、关节痛、乏力、食欲不振、恶心,甚至呕吐、腹胀、腹泻等,数日(一般 1 周)后出现黄疸,表现为尿色发黄和皮肤巩膜黄染,这种为急性黄疸型甲型肝炎;有的人则症状很轻,不出现黄疸,只在检查肝功时发现转氨酶升高,成为急性非黄疸型甲型肝炎。其典型症状如下。

(1) 发热

初起时 80% 左右的患者有发热(大多在 38℃~39℃之间),平均发热 3 天,但也有 15% 的患者发热超过 5 天,大部分病人同时伴有周身不适、食欲减退、畏寒,容易被误认为感冒。为数不少的黄疸型肝炎病人,往往在医院门诊按感冒治疗 3~5 天,待黄疸出现才被确诊,这是缺乏对肝炎发热症状认识的缘故。

（2）全身乏力、厌油、食欲减退

轻者表现为不爱活动，重者表现为卧床不起，连洗脸、吃饭都不愿做。即使休息，疲劳感也不能消除，严重者感觉到四肢与身体分离似的。

厌油、食欲减退、恶心、呕吐，这是大多数肝炎病人都有的症状。肝炎病毒诱发肝细胞大量破坏，分泌胆汁功能减低，从而影响脂肪消化，故而厌油。患肝炎后，胃肠道充血、水肿、蠕动减弱，胃肠功能紊乱，影响食物消化吸收，加之代谢物不能由肝脏解毒，刺激中枢神经系统，故导致食欲减退、恶心、厌油。

（3）黄疸及尿色加深呈浓茶样

黄疸是肝脏无法正常处理胆红素，因人体血液中的胆红素浓度增高，所引起的皮肤、黏膜和眼球巩膜等部分发黄的症状。由于肝炎病毒破坏肝细胞，影响胆红素代谢，使其进入血液增多，经尿排出体外较平时增加，故尿色加深。尿的颜色越黄，说明肝细胞破坏越重，病情好转后尿色可逐渐恢复正常。

（4）肝区疼痛及肝功能的改变

部位涉及右上腹或右背部，程度不一，性质为胀痛、钝痛或针刺样痛，活动时加剧，发作时间不一，有时左侧卧位时疼痛减轻。其原因是由肝炎病毒引起肝脏肿大，使肝包膜张力增大，炎症波及肝脏韧带及其周围组织。另外患肝炎时肝炎病毒也常常累及胆囊及胆道系统，引起胆囊、胆道及周围的炎症。也有病人初期患病无肝区痛，一旦确诊肝炎后，常常述说肝区不适及肝区痛，这可能是神经因素的关系。对持续疼痛长期不能缓解者，应认真检查以排除其他原因。

肝功能的改变早期为转氨酶升高,继之为胆红素的升高。

4. 甲肝的治疗

甲型肝炎是一种有自限病程的急性传染病,除了少数特别严重的暴发型病例外,其他所有病例预后良好。只需根据病情适当休息、保证营养和实施对症支持疗法,防止继发感染及其他损害,即可迅速恢复健康。

(1) 休息

在肝炎症状明显期间均应卧床休息。恢复期则应酌情渐增活动,但要避免过劳。卧床休息阶段,特别要注意到每次进食后平卧休息,严格禁止饭后散步。住院患者出院后,仍应经过全休、半休、轻工作,这样一个逐步过渡阶段,可根据患者的身体情况适当调整。这样的过渡阶段非常重要,可以巩固疗效,防止复发。

(2) 住院

轻症和中等症的甲型肝炎患者,如果家庭有适当的疗养条件,可以留家疗养,定期到门诊复查。病情较重者,或缺乏家庭疗养条件者,则宜住院。重症患者住院后,经治疗病情好转,症状基本消失,即可回家继续疗养。

(3) 饮食

应根据食欲、病情、病期及营养情况适当掌握。可给予容易消化、富于营养、色香味俱全的食物及新鲜蔬菜、水果等。避免饮酒及使用损害肝脏的药物。

5. 接触了甲肝患者该怎么办

对家庭或托儿所、幼儿园的甲型肝炎密切接触者,特别是婴幼儿,应于接触后(最长不超过1周)立即注射丙种球蛋白,剂量为 0.02～0.06mL/kg,成人 5mL/次。学校、工厂及机关等单位发生散发甲型肝炎,其他人一般不需要预防注射。

对接触者要加强保护,注意休息,保证足够睡眠。饮食要富于营养,易于消化。保持室内空气清新,增强机体抵抗力,避免感冒、腹泻等疾病发生。对密切接触甲型肝炎患者的人在 1 周内接种甲型肝炎疫苗,仍能提供保护。对接触者,特别是在甲型肝炎流行区,对现症患者周围的人群,应密切注意监视,定期检查甲肝病毒抗体免疫球蛋白 M 及丙氨酸氨基转移酶,以期及早发现患者(包括隐性感染者),及时采取措施。

6. 如何预防甲肝

从根本上说,应发展经济,提高人民的物质文化生活水平,改善居住条件,普及卫生常识,搞好环境及个人卫生。以下是预防甲肝的主要措施。

(1) 管理好传染源,及早发现患者

特别是在甲肝流行区,不仅要隔离现症患者,更重要的是及早发现并隔离现症患者周围的隐性感染者。

(2) 切断传播途径是预防本病的重要环节

加强饮食、水源及粪便的管理,养成良好的卫生习惯,饭前便后洗手,养成用流动水勤洗手的好习惯。共用的餐具要消毒,最好实行分餐,对肝炎病人用过的餐具要消毒,煮沸是消毒餐具的一种可行方法,将水煮沸 1 分钟,可使甲肝病毒失去传染性。为安全起见,一般可将病人用过的餐具加水煮沸 15～20 分钟。衣物被褥清洗后日光暴晒,不要与肝炎病人共用生活用品,对其使用过或接触过的公共物品和生活物品要消毒。室内用 20％漂白粉上清液喷洒清扫或 0.2％～0.5％过氧乙酸雾化消毒，以避免继续传播。如与肝炎病人共用同一个厕所，要用消毒液或漂白粉对便池消毒。生食与熟食的切菜板、刀具和贮藏容器均应严格分开，防止污染。食用毛蚶、牡蛎、螃蟹等水产品，须加工至熟透再吃。生吃瓜果蔬菜要洗净。不喝生水。

（3）保护易感染者

甲型肝炎的免疫包括被动免疫和主动免疫两种方式。

被动免疫：对家庭内密切接触者，尤其是婴幼儿，应于接触后 1 周内肌肉注射丙种球蛋白，剂量为 0.02～0.06mL/kg，有一定预防作用。

主动免疫：甲肝减毒活疫苗及灭活疫苗均已研制成功，动物实验和人体应用，证明能产生保护性抗体，可以广泛应用。目前甲型肝炎疫苗主要有两类：一类是减毒活疫苗，主要是国产，价格比较便宜，注射一针，保护期比较短，通常认为是五年；一类是灭活疫苗，主要是进口，价格较高，通常需要两针，但是纯度较高不易变质，能产生高滴度的保护抗体，保护期长达 20 年以上，不具有活性，尤其对体质较弱的孩子，推荐使用。至于疫苗的副作用，最常见的局部副作用为接种部位轻微疼痛，其次为局部红肿硬块，全身性的副作用包括头痛、发烧、恶心、食欲不振、疲倦等，孩童的发生率略低于成人。目前认为应该接种甲型肝炎疫苗之对象，包括去甲型肝炎流行地区的旅客、甲型肝炎病患的家中成员及伴侣、同性恋者、血友病者、注射药瘾者、职业环境或平时容易接触感染者的人及慢性乙型肝炎或丙肝患者。至于是否成为常规预防接种的项目之一，目前仍然没有定论。

二、乙型病毒性肝炎

我国是乙肝大国,据统计,全世界无症状乙肝病毒携带者(HBsAg 携带者)超过 2.8 亿,我国约占 9 300万,目前我国的慢性乙肝病人超过3 000万例。我们通常说的乙肝,就是指乙型病毒性肝炎,是一种由乙型肝炎病毒引起的常见传染病。乙型肝炎临床表现多样化,包括急性乙肝、慢性乙肝、淤胆型和重症型乙肝,重症型乙肝容易发展为肝硬化,甚至肝癌。

1. 乙肝两对半检查及意义

乙肝病毒可以拟为一个鸡蛋,乙肝表面抗原的外衣壳类似鸡蛋的外壳,通称为乙肝表面抗原（HBsAg）,乙肝病毒侵入人体后,进入肝脏时把外衣壳扔在肝细胞外,而其核心部分进入肝细胞内,并深入到肝细胞核里,与肝细胞核的核心部分相毗邻。如果把乙肝病毒的核心部分比拟为鸡蛋的卵黄,更确切地说,它相当于卵黄上的一颗绿豆大小的透明斑点——受精卵,即卵黄上只要有这颗斑点,就能孵化出小鸡,因此,所有肝细胞核内的乙肝病毒核心部分是繁衍乙肝病毒子代的母体。乙肝病毒的核心部分上面排列着许多基因密码,从而复制出一个完整的子代乙肝病毒。

美国科学家发现了乙肝三对,就是乙肝的三种抗原抗体系统,为乙肝的确诊和治疗提供了很好的依据。由于其中的核心抗原无法在血清中检测到,所以我们一般检查五项,就是我们通常所说的"两对半"。包括表面抗原（HBsAg）,表面抗体（HBsAb）; e 抗原（HBeAg）, e 抗体（HBe-

Ab);核心抗体(HBcAb)。乙肝两对半是目前国内医院最常用的乙肝病毒感染检测血清标志物,可用来判断是否感染乙肝或粗略估计病毒复制水平,两对半对于病情严重程度的评估参考性不大。

（1）乙肝表面抗原-抗体系统

表面抗原与表面抗体为一对,称为乙肝表面抗原-抗体系统。乙肝表面抗原最早在澳大利亚土著人中发现,所以称为"澳大利亚抗原",其结构简单,复制容易,是感染乙肝病毒后最早出现的血清标志物。表面抗体在初次感染乙肝后6～23周出现,约20%在感染早期出现,进入恢复期在表面抗原消失后数月至1年产生表面抗体。表面抗体阳性表示已获得免疫,为感染乙肝或接种乙肝疫苗后产生的一种保护性抗体。

（2）乙肝 e 抗原-抗体系统

乙肝的 e 抗原、e 抗体为一对,称为乙肝 e 抗原-抗体系统。e 抗原是核心抗原在复制过程产生的碎片,所以在临床上血清 e 抗原阳性即表明乙肝病毒在体内复制且有传染性。e 抗体阳性提示乙肝病毒复制停止或减少,临床上抗病毒治疗是否有效,其中一个重要标志就是观察 e 抗原是否由阳性转为阴性,e 抗体是否由阴性转为阳性。

（3）核心抗体

乙肝核心抗原继承了乙肝病毒核心部分的一切特征,它在肝细胞内与母体相依为命,不释放入血液中,所以一般查不出核心抗原。核心抗原虽然在血清中查不出来,但是它具有抗原性,能刺激身体的免疫系统产生出特异性抗体,即核心抗体。核心抗体是感染乙肝病毒后机体最早出现的一种抗体,此时提示乙肝病毒在体内复制,另一方面,血清中核心抗体水平在相当长的时间内仍可持续阳性,所以血清核心抗体阳性即表示乙肝病毒正在复制,也可表示既往感染,需结合其他血清标志物进行综合分析,以判断其临床意义。

(4) 乙肝大、小三阳

我们通常所说的"大三阳"即表面抗原、e抗原、核心抗体阳性,提示病毒复制快,有传染性。"小三阳"即表面抗原、e抗体、核心抗体阳性,提示病毒复制相对较慢,传染性相对较小。但e抗体阳性在部分病人为基因变异,因此,"小三阳"者需查HBV-DNA才能判定是否有病毒复制。

乙肝两对半结果对照表

HBsAg	抗-HBs	HBeAg	抗-HBe	抗-HBc	意义
−	−	−	−	−	无乙肝病毒感染,无免疫力
−	+	−	−	−	接种乙肝疫苗后,或乙肝病毒感染已康复,已有免疫力
+	−	+	−	+	大三阳,急、慢性乙肝,或病毒携带;病毒复制活跃,传染性强
+	−	−	+	+	小三阳,急、慢性乙肝,或病毒携带;病毒复制减弱,传染性减弱
+	−	−	−	+	急、慢性乙肝或病毒携带
−	−	−	−	+	急性乙肝病毒感染的窗口期,或既往乙肝病毒感染痕迹
−	−	−	+	+	急性乙肝病毒感染的恢复期,或曾经感染过乙肝病毒
−	+	−	+/−	+/−	乙肝病毒感染恢复期,已有免疫力
+	+	−	−	+	亚临床型乙肝感染早期,或不同亚型乙肝病毒二次感染

2. 乙肝的传染源

主要为乙肝病毒携带者和乙肝病人。如果定期复查，长期肝功能检查均为正常，无论"大三阳"，还是"小三阳"都是乙肝病毒携带者。乙肝病毒携带者不是乙肝病人；无论"大三阳"，还是"小三阳"，肝功能异常者均为乙肝病人。乙肝病人的传染性与乙肝病毒的含量呈正比。乙肝病毒的慢性携带者占我国人口的 10.20%，这些人长期带毒，在潜在传播和母婴垂直传播上，起着十分重要的作用。那些乙肝表面抗原阳性的母亲往往会使全家和子孙后代都带上乙肝病毒。根据我国对乙肝的社会调查发现，乙肝病毒携带者、慢性肝炎者、肝硬化及肝癌患者有成簇聚集倾向，这种聚集倾向，是和女性患者密切相关的，说明带毒女性是乙肝传播的重要病源。流行病学调查发现，无黄疸型乙型肝炎患者在数量上是黄疸型乙肝炎的 5～10 倍。因为没有黄疸，起病时症状不明显，不易被发现，故对易感人群更具危险性。

3. 乙肝的传播途径

乙肝患者的血液和体液均具有传染性，人体的体液包括精液、阴道分泌物、乳汁、唾液、泪液、汗液等，只要血液和体液含有乙肝病毒，就具有传染性。在我国，乙肝感染的传播途径主要有母婴传播、性接触传播、日常密切生活接触传播、经血传播及医源性传播等，其中以母婴传播的危害性最大。

(1)母婴传播是最主要的感染源

据统计，在全国 1.2 亿慢性乙肝患者和慢性乙肝病毒携带者中约有 6 千万为女性，这使得母婴传播的危害性加大。母婴传播包括两方面的内容:一方面是垂直传播,另外一方面是水平传播。前者是指病毒从母体经过胎盘或产道传染给胎儿的传播;后者是指病毒在人群个体之间的传播。大家可能认为母婴传播就是垂直传播,其实不然,怀孕期间在子宫内胎儿被传染的概率只占 10%,不是很高。主要是在围生期和出生后的密切生活接触水平传播,围生(产)期传播多为在分娩时接触乙肝病毒阳性母亲的血液而被传染。作为一个"大三阳"母亲,孩子出生后被感染性的可能性达到 90%~95%,e 抗原阴性的乙肝母亲生下的孩子感染几率要比 e 抗原阳性的低一半,大概为 40%~45%。乙肝 DNA 阳性产妇的新生儿 HBsAg 阳性率明显高于乙肝 DNA 阴性产妇的新生儿。由于婴幼儿的免疫系统没有完全形成,一旦感染乙肝就无法清除,几乎必然慢性化。1 个月大的婴儿感染乙肝病毒后,80% 以上都会转为慢性携带。故有效阻断母婴传播,对降低我国人口的乙肝感染率和提高乙肝感染者的生活质量有着非常重要的意义。

(2)性伴侣传播不可忽视

性接触传播也是乙肝感染的主要方式。乙肝可以通过唾液、精液、阴道分泌物、宫颈分泌物等体液传播。乙肝可以通过异性伴侣或同性伴侣间的接吻、性交等性接触而传染对方。配偶中的一方为阳性,则另一方被感染的几率就很大。多数情况下,接吻并不传播。但是双方有口腔黏膜破损或者牙周疾病时,可能导致感染。因此许多西方国家把乙肝视为性传播疾病。

（3）输血传播

输入被乙肝病毒感染的血液和血液制品后，可引起输血后乙型肝炎的发生。

（4）乙肝感染与日常生活密切接触有关

乙肝感染有着明显的家族聚集倾向，它可通过感染者的血液、唾液、汗液和尿液等体液污染周围环境，传染给健康人。一般生活、工作场所和交通工具不会传染乙肝。握手、拥抱、共同进餐不会传染乙肝。仅在口腔有溃疡或皮肤黏膜受到损害之后，乙肝患者的体液再落到破损的皮肤和黏膜就有可能被感染上；也可在日常生活中共用剃须刀、牙刷等引起乙肝传播。

（5）医源性传染

在医院的检查治疗过程，因使用未经严格消毒而又反复使用被乙肝污染的医疗器械引起感染的称为医源性传染，包括手术、牙科器械、采血针、针灸针和内镜传染等。目前蚊虫叮咬不被确认为传染途径。有人到传染病医院探视患者，被蚊子叮了一下就恐惧得不得了，其实没有必要。

4. 感染乙肝病毒后的表现类型

根据临床表现的不同，感染乙型肝炎病毒后常分为以下几种类型。

（1）乙型肝炎病毒携带者

如果没有症状和体征，肝功能正常，仅仅是表面抗原阳性，不论是"大三阳"或是"小三阳"，也不论 HBV-DNA 阳性或阴性，均称乙型肝炎病毒携带者。它占乙肝感染者中的大多数。值得注意的是，有的人虽然没有症状，甚至肝功能也正常，但是肝脏存在慢性炎症，如果不治疗，最终可以发展为肝硬化,而这些人其实不是真正的携带者。因此,如果没有肝组织学检查的证据,要进行长期的、动态的观察,才能作出准确的诊断。

(2)急性乙肝

病程在半年内的乙肝类型称急性乙肝,一般起病较急,有轻重程度不等的症状,如果身体抵抗力强,免疫功能正常,那么乙肝病毒会很快被清除,不发病且产生保护性乙肝表面抗体。多数人表面抗原多在半年内消失,仅少数演变成慢性乙肝。

(3)慢性乙肝

病程超过半年的乙肝类型称慢性乙肝,如果乙肝病毒在肝细胞内活动,复制繁殖,引起免疫应答,则成为慢性肝炎。可有轻重不同的症状,但都会感觉肝区不适、隐隐作痛、全身倦怠、乏力、食欲减退、恶心、厌油、腹泻等,重的病人可能还会出现黄疸,这时应该及时到医院就诊,这些症状如迁延不愈,则会反复发作。如果没有乙肝病史,也没有近期的化验结果,首次发病有时很难判断是急性乙肝还是慢性乙肝。

(4)重型乙肝

病情发展迅猛,症状很重,表现为肝功能损害急剧加重,直到衰竭,同时伴有肾功能衰竭等多脏器功能损害,病人会出现持续加重的黄疸、少尿、无尿、腹水、意识模糊、谵妄、昏迷等。如不积极抢救,可危及生命。

5. 乙肝有哪些表现

不少人由于不知道乙肝有哪些症状,往往把各种不舒服症状都归咎于乙肝。有的人主诉很多,但是医生检查后却正常;有的人则过于大意,直到出现了腹水、消化道出血才看病,延误了诊治时间。知道乙肝的常见症状和体征,就可以了解自己病情的轻重和变化,及时就医,也可以减轻一些不必要的心理负担。每个感染乙肝病毒的人都会成为乙肝患者吗? 答案是否定的,这与患者感染的病毒数量、毒力和感染方式等因素密切相关,每个人的身体素质、免疫反应状态,也在乙肝病情和病程的转归上起着重要作用。跟许多疾病一样,乙肝的临床表现相差很大。除了乙型肝炎病毒携带者外,其他各型乙肝均有轻重不同的症状和体征,归纳起来,包括以下几个方面。

(1)全身症状

乙肝患者常感到体力不支,容易疲劳,打不起精神,其原因一方面可能是肝功能受损,进食减少,食物消化吸收障碍,营养物质摄入不足。另一方面是由于炎症,致使消耗增加,已摄入的物质因肝功能受损,不能充分吸收,以满足机体的需要。第三个方面可能是乙肝引起的精神和心理上的压力,影响休息和睡眠,失眠、多梦等都可能与此有关。

(2)消化道症状

肝脏是重要的消化器官,肝脏分泌的胆汁是食物消化所必需的。患肝炎后,胆汁分泌减少,影响食物的消化和吸收。肝脏的炎症还可能引起肝窦的血流障碍,导致胃肠道的充血水肿,影响食物的消化和吸收。因此,乙肝患者常出现食欲不振、恶心、厌油、上腹部不适、腹胀等。

(3)黄疸

肝脏是胆红素代谢的中枢,病情较重时,由于胆红素的摄取、结合、分泌、排泄等发生障碍,使得血液中胆红素浓度增高。当血中胆红素浓度增高时,胆红素从尿液排出,使尿液颜色变深,它是黄疸最早的表现。但是天热出汗饮水不足、一些药物等也可引起尿液颜色的改变,应注意区别。当血液中胆红素浓度继续增加,可引起眼睛黄疸、皮肤黄疸。由于胆汁酸的排出障碍,血液中胆汁酸浓度增高,过多的胆汁酸沉积于皮肤,刺激末梢神经,可引起皮肤瘙痒。

(4)肝区疼痛

肝脏内部缺乏痛觉神经,因此患乙肝一般没有剧烈的疼痛。但肝的表面有一层很薄的膜,称"肝包膜",肝包膜上有痛觉神经分布,当肝脏发炎肿大时,肝包膜紧张,痛觉神经受刺激,因而部分患者可有右上腹、右季肋等部位不适、隐痛。如果疼痛剧烈,还要注意胆道疾病、肝癌、胃肠疾病的可能性,以免误诊。

(5)肝脾肿大

由于炎症、充血、水肿、胆汁淤积,乙肝常有肝脏肿大,可触及质地较软或中等硬度的肝脏,或有压痛、叩击痛。有些病例可无任何体征。如果慢性炎症期不愈,反复发作,可导致肝内纤维结缔组织增生,肝脏质地变硬。晚期由于大量肝细胞破坏,纤维组织收缩,肝脏可缩小。急性肝炎或慢性肝炎早期,脾脏多无明显肿大,以后可因脾脏网状内皮系统增生,以及门静脉高压,脾脏淤血,引起脾脏肿大。持续性、进行性的脾脏肿大提示肝硬化。

(6)肝外表现

不少慢性肝炎特别是肝硬化患者面色黝黑晦暗,称"肝病面容",这可能是由于内分泌失调,皮肤色素沉着,或者是由于持续或反复黄疸,胆绿素在皮肤沉着所致。如手掌般大、小鱼际显著充血称"肝掌"。皮肤上一簇呈放射状扩张的毛细血管称"蜘蛛痣",直径为数毫米至数厘米,压之褪色,常见于面部、颈部、前胸和手背,蜘蛛痣偶尔也可分布于全身。男性可出现勃起功能障碍,对称或不对称性的乳腺增生、肿痛,甚至可误诊为乳腺癌,施行乳腺切除术;女性可出现月经失调、闭经、性欲减退等。这些可能与肝功能减退,雌激素灭活减少,体内雌激素增多有关。

慢性乙肝患病病程长,会沿着乙肝—肝硬化—肝癌的方向演变,这就是我们常说的"乙肝三部曲",但是所谓的"乙肝三部曲"使很多人对于乙肝非常恐惧,没有感染乙肝的,极力去排斥和歧视乙肝携带者;患有乙肝的,盲目地四处求医,造成不必要的损失。其实据统计,我国现有的乙肝病毒感染者中,肝硬化患者不超过 4‰,而肝癌患者不超过0.4‰。由此可见,绝大多数乙肝不会按所谓的"三部曲"进行。作为乙肝病毒携带者,只要注意定期(半年)到正规医院复查,如发现问题,及时进行药物干预,绝大多数都不会恶化。

6. 乙肝的治疗

乙肝难以根治,治疗上目前没有特效药,所以乙肝应该从多方面综合治疗。

(1)要有克敌制胜的坚强意志

"怒则伤肝",要保持愉快心情;忌恼怒、悲观、焦虑等,不要因为自己是乙肝患者或认为乙肝难以根治而背上沉重的思想包袱,肝炎的发展很大程度上取决于个人的免疫状态,而免疫状态又与个人情绪密切相关。心理负担过重只会影响预后,对病情毫无益处。所以,对于乙肝患者来说,乐观地面对现实、积极地配合医生治疗才是明智的做法。

(2)肝炎重在"三分治七分养"

保持生活规律,睡眠充足,多休息是治疗关键。肝炎活动期患者必须卧床休息,等到病情稳定,转氨酶不升高时才能适当活动。

(3)正确选择药物

乙肝用药如用兵,多则有害,少则无效。因此,乙肝患者应针对自己的病情,在专家指导下选择服用抗病毒药、调整免疫药,保肝、抗纤维化和促进肝细胞再生的药物,切勿有病乱投医及滥用药,不要轻信江湖游医,以免延误了最佳治疗时间,使病情加重甚至恶化。另外有些乙肝患者道听途说、偏听偏信,只相信别人的治疗经验,听到别人说这种药好就用这种药,听说这种药不好就排斥这种药。其实,药物的效应和毒副作用往往是因人而异的,而有些患者意识不到这点,往往道听途说或断章取义,选来选去,总是选不到自己称心的药。所以,建议患者在资深医生的指导下,按疗程服药,定期复查、复诊。

(4)合理安排饮食

乙肝患者的饮食没有太多的特殊要求,基本原则是综合营养,水果、蔬菜、肉类、豆制品都需要,但饮食要以清淡为主,尽量少吃辛辣刺激和油炸的食品。因为辛辣食品易引起消化道生湿化热,湿热夹杂,导致肝胆气机失调,消化功能减弱。忌饮酒,酒精的90%要在肝脏内代谢,酒精可以使肝细胞的正常酶系统受到干扰破坏,直接损害肝细胞,使肝细胞坏死。患有急性或慢性活动期肝炎的病人,即使少量饮酒,也会使病情反复或发生变化。忌滥用激素和抗生素。"是药三分毒",任何药物对肝肾都有损害,肝病患者一定要在医生的正确指导下合理用药。忌过多食用含蛋白食物。对于病情严重的肝炎病人来说,由于胃黏膜水肿、小肠绒毛变粗变短、胆汁分泌失调等,使人的消化吸收功能降低。如果吃太多蛋、甲鱼、瘦肉等高蛋白食物,会引起消化不良和腹胀等病症。

虽然在饮食方面有以上的一些禁忌,但是亦不要盲目忌口,民间向来就有患病要忌口的说法,不少人道听途说,轻信乙肝患者不能吃鸡肉、羊肉、鱼肉等。也有不少乙肝患者列出长长一条"忌食"单,结果这也不吃,那也不吃,胡乱忌口,这样他们无法得到营养,几年下来,抵抗力下降,不利于疾病的康复。还有些患者为了治疗肝病,天天"进补",结果出现严重的脂肪肝。这些都是不正确的观念带来的不良后果。

7. 如何预防乙肝

(1)母婴阻断

孕妇患有乙型肝炎或孕妇为无症状乙肝病毒携带(不管"大三阳"或"小三阳",但 HBV-DNA 为阳性)者可以进行母婴阻断,即在婴儿产前、产后进行全程干预,实施主动、被动联合免疫。实施此项方案,可以有效阻断乙型肝炎病毒从母体传至婴儿。目前采用的常规预防方法就是对刚出生婴儿接种乙肝疫苗,实践证明这种方法只可阻断母婴传播几率的70%左右,而对宫内感染乙型肝炎病毒的婴儿不产生阻断效果。所以此被动的阻断方法使得40万以上的新生儿出生时仍携带乙肝病毒。母婴阻断法:怀孕28周起,孕妇每月进行1针(100~200U)乙肝免疫球蛋白注射。婴儿出生0周和2周时,分别接种乙肝免疫球蛋白,出生后按"0、1、6月"的方案接种乙肝疫苗,这种主动加被动的接种方法能达到理想的效果。

父亲为"大三阳"或"小三阳",DNA阳性者,孩子出生时也建议注射乙肝免疫球蛋白,避免出生后密切接触传播。

(2)广泛推行乙肝疫苗的接种工作

目前我国应用的HBsAg基因工程疫苗,对乙肝的预防起到了理想的作用,但需注意接种方法,按0、1、6月程序,注射3次。注射途径有肌肉、皮下和皮内注射,但不主张臀部肌肉注射。注意事项:注射第3针后1~3月抽血查抗-HBs是否产生。乙肝的预防重点是全体新生儿的乙肝疫苗接种,只要能做到这一点,中国就可以在一两代人之后基本控制住乙肝。其他易感人群,如学龄前儿童、HBsAg阳性者的配偶等也应接种。值得一提的是,少部分人注射3针乙肝疫苗后仍无抗-HBs产生,此种情况为无应答反应,一般不超过10%,对这种人可加强注射,增加接种次数或加大疫苗剂量。

接种了乙肝疫苗并不等于进了"保险箱",还须定期做乙肝两对半的定量检测,以观察抗-HBs滴度的高低,了解其免疫力的强弱,才能真正起到预防乙肝感染的效果。接种疫苗后,随着时间的推移,接种者体内的抗-HBs水平逐渐下降,但当他们受到HBV冲击时,由于免疫记忆作用,抗体可再度升高。抗-HBs在100~1000IU/L者,应在2~4年后加强接种。抗-HBs>10000IU/L,可在4~6年后重复测抗-HBs水平,以决定是否加强接种。

（3）其他预防措施

不要与乙型病人及病毒携带者共用剃刀、牙具；与乙肝病人发生性关系，要使用避孕套；预防经血传播，如注射器、针灸针的严格消毒也很重要。

三、丙型病毒性肝炎

丙型肝炎（简称丙肝）是一种主要经血液传播，由丙型肝炎病毒（HCV）感染引起的一种肝炎。丙肝病毒感染呈全球性，世界各地均有发生，在我国亦多见。由于中国乙肝感染人数众多，因此长期以来乙肝备受关注。事实上，中国的丙肝感染率也不低，目前感染人数达 4 千万左右，只是很多患者为隐匿性感染，临床上未引起注意。丙型肝炎病毒（HCV）慢性感染可导致肝脏慢性炎症坏死和纤维化，部分患者可发展为肝硬化甚至肝细胞癌（HCC）。其中，在感染 10 年和 20 年以上的病人中间，肝硬化的发病率分别达到了 9.2% 和 15.3%。若没有得到有效的治疗，这些并发症最终会为丙肝患者敲响"丧钟"。慢性丙肝对患者的健康和生命危害极大，给患者、家庭以及全社会带来了沉重的精神和经济负担。

1. 丙肝的传染源

丙肝的主要传染源是急、慢性病人和无症状病毒携带者。无症状病毒携带者为 ALT 正常的持续病毒血症者，也具有传染性。国外有文献指出，有传染性的献血员约 70% 表现为 ALT 正常，应引起高度重视。

2. 丙肝的传播途径以及高危人群

(1)传播途径

丙肝病毒主要通过血液，破损的皮肤、黏膜传播。对于丙肝的传播途径，有医生形象地将其分为四色，即红色、黄色、白色、无色。所谓红色是指血液传播，这是主要的传播途径。不仅因输全血可引起，而且输新鲜血浆、凝血因子、血小板、浓缩液白蛋白等也有可能引起输血后感染丙型肝炎，受血次数越多，肝炎病毒感染率越高。如病人抵抗力弱、输血量大，而输入的血中肝炎病毒复制活跃，则受血者越容易患输血后急性重型肝炎或亚急性重型肝炎，且预后差，死亡率很高。黄色指通过性生活传播。研究发现丙型肝炎发病与性接触，尤其与接触多性伙伴明显相关。白色是指通过毒品注射等不洁注射行为传播。无色是指母婴传播。部分丙肝感染者的传播途径不明。现在一些传播途径正变得越来越突出，例如医源性感染，其中包括不安全注射、未经严格消毒的牙科器械、内窥镜、外科手术、介入性操作等。此外，文身、美容、美甲等操作，也有可能传播丙肝。

需要特别指出的是，日常的生活和工作接触，如共同就餐、握手、拥抱，共用办公室、电脑等不会传播丙肝，因此家人或朋友如果得了丙肝大可不必担心，不需要"敬而远之"，但不要共用修眉刀、剃须刀、牙刷等易造成皮肤、黏膜接触的工具。

(2)高危人群

高危人群即容易患丙肝的人群。主要包括：有过输血史、使用过血液制品，特别是在 1993 年以前输过血或血制品的；共用过注射器的，如吸毒、农村地区共用针头接种疫苗；曾有不干净的性生活史、多个性伴侣者、男性同性恋者；在非正规医疗场所进行文身、文眉、针灸、洁牙、手术等导致皮肤、黏膜破损者；经常暴露于血液者，如血友病患者，妇产科、外科医生，胸外手术体外循环病人，血液透析病人；丙肝患者的家庭成员；艾滋病、恶性肿瘤等免疫力低下的人群。

3. 丙肝的主要表现

丙肝起病隐匿，丙肝临床表现与乙肝相似，但症状轻微或没有症状，更易慢性化。黄疸发生率及 ALT 较乙肝低，肝外表现也不多见。人感染丙肝病毒后大都长时间无明显临床症状，但病毒对肝脏细胞的破坏却一直持续着，75%～85%的急性丙肝会转为慢性，如果不及时治疗，有可能转为肝硬化和肝癌，为个人、家庭和社会造成严重的负担。同时，目前没有疫苗可以有效预防。丙肝因此得名为"沉默的杀手"。

丙肝易与乙肝发生同时或重叠感染。这是由于乙、丙型肝炎有共同的传播途径，或慢性乙型肝炎患者免疫功能下降。故乙、丙型肝炎患者发生重叠感染者多，重叠感染者的预后较单纯的慢性乙型或丙型肝炎差。

4. 如何进行检查确认是否得了丙肝

目前比较公认的丙肝病毒检查手段有两种：一是丙型肝炎病毒抗体（抗-HCV）检测，二是丙型肝炎病毒的基因检测。丙型肝炎病毒抗体检测可以作为丙肝筛查手段，但是，如果拿到的是丙肝抗体阳性的检测结果，千万不要惊慌失措。因为由于受检测试剂的产地、剂量和检测人员的水平所限，以及病人本身的原因（如血液透析、免疫功能缺陷和自身免疫性疾病等），丙肝抗体检测容易出现假阳性。另外，由于丙肝病毒感染后产生抗体需要一段时间，即存在所谓检测的"窗口期"，因此，抗-HCV 阴性也不能完全排除丙肝。所以，如果在献血查体中发现抗-HCV 阳性，应该到权威专科医院再查一遍抗-HCV，并进行丙肝病毒基因检测。

丙型肝炎病毒基因检测是目前最好的丙肝病毒检测方法，理论上样品中只要有一个丙肝病毒就有可能被检出。丙型肝炎病毒基因检测技术有许多优点：（1）特异性强。抗-HCV 阳性不能直接说明受检者体内当时 HCV 是否存在，而 PCR（聚合酶链式反应）所检的 HCV-RNA 可作为有无传染性的直接指标。（2）敏感性高。可发现抗-HCV 阴性的 HCV 感染者。（3）阳性出现早。可在 ALT 增高的同时检出。黑猩猩感染 HCV 后第三天即可在血清中检出 HCV-RNA。因此，如果丙肝抗体还是呈阳性，且丙肝病毒基因也为阳性，那么就可以确诊了。

5. 丙肝该如何治疗

一旦确诊得了丙肝，应该尽快住院检查，如果经过检查没有发现的禁忌症，就应该开始正规的抗病毒治疗。目前丙肝有比较规范的、完善的抗病毒治疗方案，即注射干扰素、口服利巴韦林，根据病毒基因型和治疗反应的差异，疗程从半年到一年不等。如前所述，目前丙肝的疗效相对较好，基因 I 型丙肝的治愈率达 50%，基因 2、3 型丙肝的治愈率更高，可以达到 70% 甚至 80%，停药后 99% 不复发。

6. 怎么预防丙肝

(1)提高公众对丙肝的认识

这是实现成功防控的第一步,只有提高公众对丙肝的认知度,才能提高自我防护意识,同时获得早诊断、早治疗的机会。

(2)"戒红色"——防止丙肝病毒通过血液传播

执行《中华人民共和国献血法》,严格筛选献血员,推行无偿献血;如非必要,尽量避免输注血液或血液制品;即使迫不得已要输血,也要输经过检验合格的、由正规的血站或生产厂家提供的血液或血制品,切不可贪图方便和便宜而输非法的血液和血制品。接受血液透析、体外循环的丙肝患者,建议机器、耗材最好能与其他患者分开使用。

(3)"戒黄色"——防止丙肝病毒通过性接触传播

避免不洁性生活、性乱、男性同性恋等;丙肝感染者性生活中应采用安全套,其性伴侣应进行丙肝抗体和丙肝病毒基因检测。

(4)"戒白色"——防止丙肝病毒通过不洁注射和破损的皮肤、黏膜传播

对于静脉药瘾者进行心理咨询和安全教育,劝其戒毒,提供安全清洁的注射器,避免共用注射器;在医疗机构大力推行一次性注射器、一次性的介入检查和治疗用品,所有一次性医疗用品用后必须销毁;对非一次性的介入性检查治疗器械、腔镜应彻底清洗,严格消毒;避免共用剃须刀、剃眉刀、牙刷等个人用品,避免在非医疗单位进行文身、针灸、穿耳洞等。

(5)"戒无色"——尽可能降低母婴传播的危险性

丙肝患者如要怀孕,必须认识到子代感染丙肝病毒的风险。抗-HCV 阳性母亲将 HCV 传播给新生儿的危险性为 2% ,若母亲在分娩时 HCV-RNA 阳性,则传播的危险性可高达 4%～7%,合并 HIV 感染时,传播的危险性增至20%,HCV 病毒高载量可能增加传播的危险性,因此,应慎重选择。如患者已经怀孕,分娩时应尽量缩短胎儿暴露于母血的机会,如缩短破膜后的分娩时间、选择剖宫产等,有助于降低母婴传播的危险性;HCV 阳性母亲所生婴儿应在出生后 2～6 月间检查两次 HCV-RNA 或 5 个月时检查抗-HCV。但在妊娠期不宜给予干扰素和利巴韦林治疗。

四、戊型病毒性肝炎

多数人对甲型肝炎比较熟悉,而对戊型肝炎却很陌生。什么是戊型肝炎呢? 戊型肝炎(简称戊肝)是由戊型肝炎病毒(HEV)引起,以肝脏炎症坏死为主要症状的一种传染病,旧称为非甲非乙型肝炎。本病主要发生在亚洲、非洲和南美洲的发展中国家,而北美和欧洲一些发达国家尚未发现本病流行。在我国,农村发病率高于城市,因此,本病发病率与社会经济状况及个人卫生习惯密切相关。戊肝病毒主要侵犯青少年,儿童和老年人发病较少。

1. 戊肝的传染源

戊肝的潜伏期为 10～60 天,平均 40 天,比甲肝潜伏期长。潜伏期末期和急性期的病人是戊肝的主要传染源。另外,黑猩猩、恒河猴等 10 余种灵长类动物和家猪对 HEV 均易感。动物之间也可相互传播,患病动物的粪便污染水源可引起传播。

2. 戊肝的传播途径

(1)粪—口途径传播,即消化道传播

粪—口途径传播可呈多种传播方式,包括:①经水传播。主要是由于粪便污染水源所致,尤其是那些饮用未加氯消毒河水的居民,戊肝感染率高。②经食物传播。我国已有多起食物型戊肝暴发的报道,1993年北京曾发生两次食物型戊肝爆发,可能是由于处在戊肝潜伏期的炊事员其粪便污染了食物所致。美国和英国也有因进食贝壳类水产品引起 HEV 感染的报道。③日常生活接触的传播。通过被污染的手和用具,或直接与口接触传播。

(2)其他

戊型肝炎的病毒血症的持续时间较短,所以,经血或注射的方式传播的可能性很小,一般不经性传播。戊型肝炎能否从感染母亲传给胎儿尚未定论,但很多事实已经旁证垂直传播确实存在,如戊型肝炎妇女常发生流产和宫内死胎。不但暴发性肝功能衰竭患者胎儿和围产期病死率很高,非暴发性戊型肝炎患者的流产和宫内死胎的发病率也很高,约 12.4%,推测均为戊肝病毒宫内感染所致。

3. 戊肝的人群易感性

人群对 HEV 普遍易感,感染后可产生抗-HEV,对再次感染有一定免疫力,可持续 4~14 年。在地方性流行区,外来人群由于缺乏免疫力,发病率较高。在我国,戊肝多感染35 岁以上的中年人和老年人,而老年人感染了戊肝后病情

往往较重,所以戊肝首先威胁的是老年人。其次,戊肝喜欢"欺负"孕妇,妊娠期戊肝发生重症肝炎的比例较高,而且妊娠晚期因患戊肝其死亡率也高。在印度,患急性肝炎的孕妇中有将近80%是戊肝病毒感染,而且妊娠并发戊肝重症病例高达25%～30%。

4. 戊肝的主要表现

甲肝和戊肝虽然都是经粪—口消化道途径传播的急性传染病,临床表现和病程经过类似,都是急性起病,患病后有明显的乏力、食欲减退、恶心、呕吐,部分病人可出现黄疸。但两者在年龄、性别、某些临床表现和肝功改变以及预后方面存在着差别。

流行病学显示:戊肝患者以青壮年为主,男多于女,大于60岁以上的老年患者占10.4%。戊肝在起病时的发热现象比甲肝少见,并且较轻,80%以上的甲肝患者在病初都有发热,体温常高达39℃以上,而戊肝只有一半的患者出现发热,且体温一般在38℃～39℃之间。戊肝的消化道症状较甲肝轻,但千万不要认为戊肝的临床症状也较甲肝轻,其病情的严重性主要表现在急性重型和急性淤胆型较甲肝多见,皮肤瘙痒和灰白大便较甲肝多见。老人、孕妇及原有乙肝基础的病人,尤其要注意有病情加重的趋势。孕妇急性重型肝炎的发病率明显高于非孕妇,尤其妊娠6～9个月者最为严重,病死率高达10%～40%,并常发生流产、早产、死胎或产后出血。戊肝病理损害较甲肝明显,黄疸程度较甲肝重,持续时间长,其血清、胆红素升高水平和持续时间均长于甲肝。戊肝恢复较慢,病程也较长,至少2个月,多为3～4个月。

5. 戊肝如何防治

(1)治疗

护理和治疗同甲型肝炎。但对戊型肝炎孕妇的早期处理,特别强调早期诊断,早期治疗,对重型肝炎早期应用白蛋白及少量多次输新鲜血,可起到防止出血、促进肝细胞新生及肝功能恢复等积极作用,并能防治脑水肿及肝肾综合征等各种并发症的发生,对晚期妊娠患者预防产后出血是抢救成功的关键。

(2)预防

预防措施同甲型肝炎,目前尚无疫苗预防。预防策略是以切断传播途径为主,主要包括:①提高个人卫生水平,大力开展健康教育,增强自我保护意识和能力。防止"病从口入",养成饭前便后洗手的习惯,改变不良卫生习惯,直接接触了传染性物品后,最直接有效的办法是用肥皂和流动水充分洗手。②搞好饮食行业卫生监督,认真执行《中华人民共和国食品卫生法》,注意聚餐环境卫生,不生吃食品,避免喝可能被污染的水和冷饮。③加强环境卫生监督,尤其是对粪便的无害化处理和水质的卫生监督及水产贝壳类的管理。

加强锻炼,增强体质,一旦出现疲乏无力、厌油、食欲减退、眼黄、尿黄,应及时到传染病医院或专科门诊就医检查诊治。对病人的衣服、餐具可用 250~500mg/L 的含氯消毒剂浸泡 30 分钟或煮沸 15~30 分钟;其排泄物可与 20% 的漂白粉充分搅匀消毒 2 小时;同时亲友要减少与病人密切接触。

第十八章

蛔虫病

一、什么是蛔虫病

蛔虫,是人体内最常见的寄生虫之一,寄生于小肠。蛔虫病多见于儿童。蛔虫感染者和病人是传染源。蛔虫卵经口进入人体,在小肠内成长为蛔虫。人群对蛔虫普遍易感,但农村高于城市,儿童高于成人。儿童由于喜欢玩土,

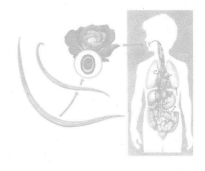

蛔虫进入体内的途径

手上可能沾有蛔虫卵,如果饭前不洗手,虫卵即可以通过手而被吞入消化道,所以儿童更易得蛔虫病。

二、蛔虫病有哪些表现

蛔虫病是由蛔虫寄生于人体所引起的疾病。蛔虫卵经口进入人体，在小肠内孵出幼虫，幼虫可随血流经肺时在肺内产生炎症反应，即蛔虫蚴移行症。成虫在小肠内寄生可引起肠道反应，导致肠蛔虫症。蛔虫由于具有钻孔的习性，可停留于胆道、阑尾、胰管等导致异位蛔虫症。如有大量的蛔虫聚在一块可阻塞肠道而导致不全性的肠梗阻。蛔虫寄生于人体时，其生长的不同阶段和在人体的不同部位而出现不同的临床表现，主要分为以下几种。

1. 蛔虫蚴移行症

在短期内吃了大量被虫卵污染的食物，蛔虫蚴在肺内移行时产生症状，可出现发热、咳嗽、哮喘、血痰以及血液中嗜酸性粒细胞比例增高等临床征象。

2. 肠蛔虫症

该病大多数没有症状。少数患者常表现为反复发作的上腹部或脐周疼痛，有时呈绞痛，常伴有食欲减退、恶心、呕吐、腹泻或便秘，有时出现情绪不宁、睡时磨牙、瘙痒等。胃与十二指肠蛔虫病是胆道蛔虫病的前驱或其发展过程中的初期表现。临床症状主要是阵发性上腹痛，蛔虫被吐出后，症状即行缓解。

3. 胆道蛔虫病

为最常见的并发症，成人与儿童较多，但患者以青壮年为多，女性较男性略多。临床上起病急骤，上腹或右上腹突然发生阵发性、钻孔性的绞痛,可放射至右侧肩背部,致使患者辗转不安。腹痛程度较胆石症引起者更为强烈,常伴有恶心、呕吐。蛔虫全部钻入胆管后腹痛可稍缓解,在胆管内死亡后腹痛可消失,故腹痛与蛔虫活动有关。约半数患者吐出蛔虫,绝大多数患者蛔虫可自动从胆管退出,仅极少数患者需外科手术治疗。

4. 蛔虫性肠梗阻

多见于重度感染的儿童患者。由于大量蛔虫在小肠内相互缠结成团而致机械性阻塞,大多为不完全性肠梗阻。临床上起病急骤,有阵发性腹痛,位于脐周,伴频繁呕吐,常吐出胆汁与蛔虫。

5. 蛔虫性腹膜炎

蛔虫可从小肠或阑尾穿孔进入腹腔,临床上表现为亚急性腹膜炎,有腹痛、腹胀、全腹压痛,但腹肌痉挛不明显。

此外,蛔虫钻入阑尾可引起阑尾炎,钻入胰管可引起急性出血性胰腺炎。

三、蛔虫病该如何防治

对蛔虫病的防治,应采取综合性措施。包括查治病人和带虫者、处理粪便、管好水源和预防感染几个方面。

1. 治疗

患者粪便中检查出有虫卵,即可确诊。对病人和带虫者进行驱虫治疗,是控制传染源的重要措施。驱虫治疗既可降低感染率,减少传染源,又可改善儿童的健康状况。驱

虫时间宜在感染高峰之后的秋、冬季节,学龄儿童可采用集
体服药。由于存在再感染的可能,所以,最好每隔 3～4 个
月驱虫一次。对有并发症的患者,应及时送医院诊治,不要
自行用药,以免贻误病情。

常用的驱虫药物有丙硫苯咪唑、甲苯咪唑、左旋咪唑、
阿苯达唑(肠虫清)和枸橼酸哌嗪(商品名为驱蛔灵)等,驱
虫效果都较好,并且副作用少。亦可用一些中药予以驱虫,
如兰瓜子、使君子等。经过治疗,3～4 个月后检查粪便无虫
卵即为治愈。

2. 预防

在蛔虫病预防方面,必须开展卫生宣传教育,培养良好
的卫生习惯。教育儿童勤剪指甲,饭前便后洗手,不吃生菜
和未洗净的瓜果及被苍蝇污染的食物。普查的重点在儿童
集体单位(幼儿园、小学),进行普查、普治,以保障儿童健
康。加强粪便管理,对粪便进行无害化处理,杀死粪中虫
卵。改善环境卫生,做好灭蝇、防蝇工作以防虫卵扩散。

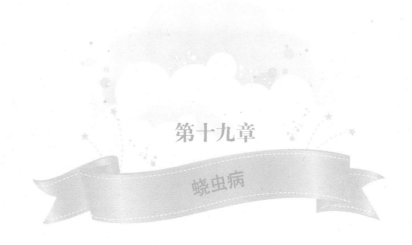

第十九章

蛲虫病

一、什么是蛲虫病

　　蛲虫病是蛲虫寄生于肠道而引起的，以引起肛门、会阴部瘙痒为特征的一种肠道传染病，也是儿童常见的寄生虫病。我国南方、北方均普遍流行，儿童感染率高于成人，尤以集体机构儿童感染率高。蛲虫虫卵可以在人体以外存活3～4周。如果儿童接触了一个患有该病的患者或者在其他地方接触了虫卵，如不注意卫生，不勤洗手，被虫卵污染的食物进入消化道或污染在手上后，可引起群居儿童相互感染，看不见的虫卵也随之进入到人的体内。虫卵在肠道里发育成为长约1厘米的成虫，在晚上，成虫会爬出，在肛门周围产卵。由于蛲虫常在肛门出入，会刺激肛门周围的皮肤,使孩子感到奇痒难忍。于是用手抓,虫卵于是又粘在手上,乘机又进入体内。虫卵在肛门周围孵化成幼虫可逆行进入肠内引起感染,是蛲虫病的一个特殊传播途径。人是蛲虫的唯一宿主,病人是唯一的传染源。蛲虫主要经消化道传播,人群对本病普遍易感,但以儿童为主。

二、蛲虫病有哪些表现

1. 肛门及会阴部皮肤瘙痒

肛门及会阴部皮肤瘙痒是蛲虫病的最典型症状。蛲虫俗称"白线虫",雌虫在交配后会在夜间爬到肛门周围皮肤皱褶处产卵,所以常引起肛门及会阴部皮肤瘙痒,夜间尤甚,影响睡眠。小儿哭闹不安,长期患病则有可能导致食欲消退及消瘦。由于奇痒,抓破后造成肛门周围皮肤脱落、充血,出现皮疹、湿疹,甚而诱发化脓性感染。

2. 消化道症状

蛲虫可对肠壁产生机械性刺激,所以会出现食欲减退、恶心、呕吐、腹痛、腹泻等症状。

3. 精神症状

由于寄生虫在体内排出的代谢产物,导致精神兴奋、失眠不安、小儿夜惊咬指等。小儿的异嗜症状,蛲虫病患者最为常见,如嗜食土块、煤渣、食盐等。

4. 其他症状

由于蛲虫的异位寄生所引起。对于女孩来说,雌虫还可以爬入女孩外阴,带入细菌,引起尿频、尿急,也可引起阴道炎、输卵管炎等。蛲虫也可侵入阑尾发生阑尾炎,甚至发生腹膜炎。

三、蛲虫病该如何防治

由于蛲虫病患者是本病的传染源,蛲虫病又极易发生接触感染、吸入感染、逆行感染等,因此蛲虫病极易广泛流行。在分布上具有儿童集体聚集性和家庭聚集性的特点,因此在治疗上应同时集体服药治疗,以达到根治的目的。

1. 治疗

(1)西药

甲苯咪唑(安乐士)是近年来临床广泛应用的广谱驱虫药之一,口服后 $5\% \sim 10\%$ 的剂量被肠道吸收,绝大部分从粪便中排出,单剂 1 片(100mg),在 2 周或 4 周后分别重服 1 次,孕妇尽量避免服用;速效肠虫净(复方甲苯咪唑)除含有甲苯咪唑 100mg 外,还含有左旋咪唑 25mg。成人 2 片顿服;肠虫清片,主要成分阿苯达唑,致虫体死亡。该药除杀死成虫及幼虫外,还能使虫卵不能孵化,服药方法为两岁以上儿童及成人顿服 2 片(400mg),1～2 岁者服 1 片,1 岁以下者及孕妇不宜服用。

(2)中药

使君子,去外皮,炒熟。日剂量每岁 1g(一粒半),1 日 3 次分服,3 天为一疗程。服后不能饮水,以免发生呃逆。若与百部等量服用则效果更佳。

(3)外用药物

用 2％白降汞软膏、蛲虫膏涂于肛门周围，或 10％氧化锌油膏涂抹肛门，既可止痒，又可减少自身重复感染。一些中药制剂对防治该病亦有明显的疗效。有报道称用龙胆紫和百部药膏挤入肛门，连续应用效果显著。亦可用生百部、乌梅煎水灌肠进行治疗。

2. 预防

勤洗肛门，勤换衣服被褥，勤剪指甲，保持手指清洁。强调个人卫生和环境卫生，教育儿童养成良好的卫生习惯，如经常剪指甲，饭前便后洗手，不吸吮手指等。不穿开裆裤，勤换内衣、内裤、被单等。

对病人家庭成员同时治疗，是预防再感染的重要措施。幼儿园、托儿所等如发现蛲虫病者，应在对儿童进行普查普治的同时，对工作人员和患儿的家属也进行普查普治，以防止反复交叉感染。如果怀疑孩子可能患有该病，家长可以检查其大便里是否有蠕动的白色线虫，也可将其送去医院化验检查。

治疗与预防同时进行，个人防治与集体防治同时进行。要大力宣传蛲虫病的危害、感染的方式、预防和治疗的意义等。使家长、老师、保育员有充分的认识，教育儿童养成良好卫生习惯，衣服、玩具、食具定期消毒。

第二十章

钩虫病

一、什么是钩虫病

钩虫病民间称"打粪毒"，是由钩虫引起的一种寄生虫病。传染源来自钩虫病患者的粪便，其污染土壤，经常在田间劳动的人接触带有钩虫蚴虫的湿土就会感染而得病。本病是农村常见的寄生虫病，也是严重危害农民健康的疾病。临床表现有贫血、营养不良、腹痛等，严重者可出现低蛋白血症水肿。

二、钩虫病是怎么感染人的

钩虫病的传染源是钩虫病患者和感染者。主要是通过皮肤接触而感染,虫卵最适宜的温度为 $25℃\sim30℃$,在温暖潮湿的土壤中孵化蚴虫生长繁殖。农民在暖和的季节光着脚在田间劳动,幼虫容易进入皮肤而感染。本病在农村分布很广,尤其是南方钩虫病的流行比北方要严重得多。

三、钩虫病有哪些表现

1. 皮肤表现

钩虫病的潜伏期一般为 $1\sim3$ 个月。在蚴虫侵入皮肤处,一般在手指或足趾间、踝部等处,初有奇痒和烧灼感,继而出现丘疹或小泡疹,数日内可消退。皮肤抓痒破溃可继发细菌感染,局部有淋巴结肿大。偶尔可见一过性荨麻疹。

2. 呼吸系统表现

钩虫感染后病人可出现咳嗽、咽部发痒,严重者有干咳、哮喘发作。

3. 消化系统表现

初有食欲增加,劳动力反而下降,有上腹不适、隐痛等。后期由于钩虫在小肠部位寄生,不断从小肠壁吸血,引起肠壁溃疡、出血,病人可出现黑色大便、食欲减退、恶心、呕吐、腹痛、腹泻等症状。

4. 贫血引起的症状

钩虫引起的贫血较常见。病人全身无力、重度贫血,患者皮肤呈蜡黄色、指甲口唇苍白,活动后出现气急、心累、心跳加速。

5. 其他

少数病人可出现异嗜症,喜欢吃生米、泥土。严重感染的儿童可以出现生长发育缓慢、智力障碍。孕妇重度感染者可引起妊娠中毒症,导致早产或死胎。

四、钩虫病该如何防治

1. 治疗

(1)驱虫治疗

钩虫病的驱虫治疗与蛔虫病相同。驱虫药虽然很多,但目前还没有很理想的药物。因此,常需要反复治疗才能根治。最常用的药物有阿苯达唑,此药适用于各型钩虫病。成人一次服用400mg,10天后再服一次或日服200mg,连服3天。儿童剂量减半。其他药物有甲苯达唑、噻嘧啶、左旋咪唑等,用法同蛔虫病的治疗。

(2)贫血的治疗

在驱虫的同时要补充铁剂和高蛋白。常用的硫酸亚铁,每次0.3~0.6g,每日3次。服用时间要长。有胃酸缺乏的病人可加用10%的稀盐酸或胃蛋白酶。对贫血严重的病人可适当少量输血。

2. 预防

(1)个人防护

钩虫病的预防在于加强个人防护,不要在容易感染的季节到容易感染的作物区劳动,尽量避免在早晨露水未干前、久雨初晴、久晴初雨时赤脚下地劳动。若必须赤脚下地时,可用 25% 的白矾水溶液或 1% 的碘酒涂擦手足。

（2）注意环境卫生

加强粪便管理，主要是杀灭粪便中的虫卵。可采用三坑式化粪池或沉淀密封池、密封沼气池等。也可用化学杀虫剂如生石灰、氨水等杀灭虫卵。

（3）普查普治

在冬季气温较低时对钩虫病进行检查治疗，治疗后在 2 个月内复查，若未治愈者需复治。

第二十一章

性传播疾病

一、性病的基本知识

1. 什么是性传播疾病

性传播疾病主要是指通过性接触传染的疾病，简称性病。性病一般发生在生殖器官，也有些性病如梅毒也可蔓延到身体的其他部位，孕妇有性病可传给胎儿。

2. 性病有哪几种

目前被世界卫生组织列入性传播疾病的种类较多，包括艾滋病、淋病、梅毒、非淋菌性尿道炎、阴道滴虫病、阴虱病、生殖器念珠菌病、细菌性阴道病、传染性软疣、尖锐湿疣、生殖器疱疹等 20 余种。而我国只将艾滋病、梅毒、淋病、非淋菌性尿道炎、尖锐湿疣、生殖器疱疹、软下疳、性病性淋巴肉芽肿列入国家重点防治检测范围。

3. 性病的传播途径有哪些

性行为传染：性病的传播主要是通过不洁性接触传播的，如接吻、性交触摸等。性交是主要的传播途径，性行为感染占95％。其次为多个性伴侣、嫖娼、卖淫等，均是传染性病的重要原因。

接触传染：正常人接触到病人被损伤的皮肤、黏膜及分泌物等可造成感染。

血液传染：静脉输血或静脉注射。如吸毒的人共用注射器注射毒品等。

其他传染：母婴传播，母亲有性病可通过胎盘传给胎儿；健康人使用病人用过的物品如衣物、毛巾、浴池等；消毒不严的医疗器械也可引起感染。

二、淋病

1. 什么是淋病

淋病是由淋球菌引起的一种泌尿生殖系统的化脓性感染，以尿道口排出脓性分泌物为主要特征的性传染病。本病多见于青壮年，目前是中国发病率较高、流行较广的一种性传播疾病。淋球菌是一种黏膜寄生性细菌，常常在黏膜的部位生存，可以通过没有破损的黏膜侵入尿道、肛门、眼结膜、子宫颈内膜等处，引起相应的炎症反应。男性可以引起附睾炎，女性可以引起宫颈炎、盆腔炎等。女性还可以造成不育、宫外孕等严重后果。由于女性感染后自己多数没有症状,但可能会传染给别人。

淋病曾经早在我国流行,张仲景《金匮要略》中曾有"淋之为病,小便如粟状,小腹弦急,痛引脐中"。孙思邈所著的《千金要方》中就已经有治疗淋病的药方记载。

2. 淋病的传播途径

淋病患者是淋病的主要传染源。淋病的传播以性接触为主要的传播方式。尤其是男性患者几乎百分之百是由性接触引起的。也可以通过其他途径间接接触传染,比如通过接触性病患者的衣物、饮食用具或其他生活用品等;还可以通过母亲生殖道传播,比如已经患淋病的孕妇分娩时,新生儿就可通过产道感染,而引起新生儿淋菌性结膜炎;淋球菌还可以通过胎盘传播给胎儿,可造成孕妇流产、早产;另外医务人员因操作不严,使用的器械被淋病患者污染可导致医源性感染。

3. 得了淋病有哪些表现

淋球菌感染后,淋球菌在泌尿生殖器官中停留、生长繁殖,同时可引起相当复杂的临床表现。淋病的潜伏期一般为2~10天,平均为2~5天。临床上可分为无症状性淋病、男性淋病、女性淋病、幼女淋病、生殖器以外部位的淋病等几种。感染淋病后其临床表现与患者患病时身体的抵抗力及淋球菌的毒力大小及数量有关。当患者身体的抵抗力降低时不但可有局部症状,还可出现发热、头痛、食欲不振、疲劳倦怠、腰膝酸软、全身不适等全身症状。

（1）无症状性淋病

即隐性淋病，患者为淋球菌携带者。虽然患者感染了淋球菌，但由于机体抵抗力强，淋球菌毒力相对较弱，其繁殖速度较慢，或由于患者耐受力较强以及服药后药物作用影响等。患者可无任何症状及客观表现。这类患者可成为带菌者，也是淋病十分重要的传染源。

（2）男性淋病

一般以泌尿系统和生殖系统化脓性感染为主。其潜伏期一般为1～10天，急性发生可在24小时以内。当然也有在10天以上，甚至更长的。但绝大多数在3～5天内出现相关症状。主要症状为尿道口红肿，有烧灼感和轻度刺激的瘙痒感觉，继而在红肿的尿道口开始出现浆液性或者脓液性的分泌物，并且在24小时左右脓液性分泌物明显增多，而且变得黏稠。有的为黄色脓性或脓血性分泌物，但有的尿道口却没有明显的脓性分泌物溢出，此时，如戴上手套捏住阴茎，并同时由后向前推挤，这时在尿道口往往就会有牛奶样白色脓性分泌物溢出。尿道口的刺激症状明显，排尿时疼痛或者出现排尿困难。也可以引起包皮炎或者包皮龟头炎，严重时甚至发生包皮嵌顿。

急性淋病多在感染1～2周后其临床症状开始减轻，此时尿道口脓性分泌物明显减少、变稀从尿道口溢出，此时仍可有尿频、尿痛、尿急的尿路刺激症状，但较前有所好转。对于急性淋病患者经过正规、及时、彻底的治疗都可以治愈。但如果淋病患者没有及时进行正规有效的治疗，或者治疗方法不当，或受酗酒、性交等影响，在身体抵抗力降低的情况下，可进一步向上蔓延并发前列腺炎、精囊炎、附睾炎、睾丸炎等炎症反应。

（3）女性淋病

女性淋病可涉及泌尿系统和生殖系统，而 65％左右的女性患者无临床症状，即便是有症状，临床上也往往不明显。女性感染淋病后，除引发尿道炎外，急性期淋球菌主要侵犯子宫颈部，引起宫颈炎、子宫内膜炎，还可引起急性输卵管炎、淋病性前庭大腺炎等。淋菌性尿道炎的潜伏期一般为 2～5 天，有尿频、尿急、尿痛等症状，尿道口红肿、有压痛，并且有脓性分泌物溢出。严重者可出现血尿。淋菌性宫颈炎最常见的症状是阴道分泌物增多，粘稠甚至可能是脓性，有异常腥臭味。常伴有不正常的经期出血。伴有外阴瘙痒和烧灼感，中腹或小腹有疼痛感并有触痛。感染严重者可出现寒战、发热、疲乏无力等全身症状。淋菌性输卵管炎为女性淋病感染者最常见的合并症。常见表现为患者下腹疼痛，性交困难，非经期出血。淋病性前庭大腺炎常累及一侧或两侧腺体。腺体开口处红肿，伴有剧烈疼痛，有脓性液体溢出。如出现腺管闭塞可以形成前庭大腺脓肿。

（4）幼女淋病

幼女淋菌性外阴阴道炎多为间接感染所导致，接触了被污染的被褥、坐便器或生活用品等而被传染。主要临床表现为外阴阴道炎，排尿痛，前庭、阴道口黏膜红肿，尿道口有脓性分泌物溢出。

（5）生殖器以外部位的淋病

可表现为淋菌性结膜炎，由淋球菌污染而引起的急性化脓性结膜炎。成人淋菌性结膜炎很少见。新生儿通过患有淋病的母亲产道而被传染，新生儿出生后 2～4 天双侧眼睑红肿,结膜水肿、充血,有脓性液体溢出。可导致角膜溃疡,引起角膜穿孔,严重者可导致双目失明;淋菌性咽炎,多见于有口交性行为者,尤其是同性恋者更易患病。表现为轻度咽喉肿痛,扁桃体可红肿;淋菌性直肠炎,多见于有肛交性行为者,重者有里急后重感觉,有大量脓性或血性分泌物排出。轻者表现为肛门瘙痒并有灼热感。

4. 得了淋病该如何治疗

淋病的药物治疗应遵循及时、足量、规范、彻底的用药原则,并且根据不同的病情采取不同的治疗措施。

目前用于一线治疗的药物主要有头孢曲松钠或大观霉素。由于有相当部分的淋病患者同时合并非淋菌性尿道炎和宫颈炎等,常用的药物有头孢类及喹诺酮类。发现淋病应该立即去当地医疗机构进行正规治疗。

5. 淋病应怎样预防

淋球菌是一种非常脆弱的细菌,一旦离开人体,很容易死亡。用一般的消毒剂和高温都能杀灭淋球菌。同时淋病在很大程度上是一种道德行为性疾病。要早发现、早治疗,加强对患者的管理,患者的所有生活用品要进行煮沸消毒处理,浴盆、便盘等用消毒剂消毒。一旦发现可能得了这种病,应及时到医院检查治疗。提倡洁身自爱,遵守性道德,杜绝婚外性行为,如果夫妻一方有淋病,另一方也要同时检查治疗,避免生活用品的接触,一方治愈前不要过性生活。加强自我保护意识,做好病人的隔离工作,包括病人与医护人员、病人与其家人、病人与其他病人间都要隔离开。护理人员在接触病人衣物用具后,要用肥皂水洗手,或浸泡消毒液。处理病人分泌物时，要戴隔离手套操作，并对手套做好消毒处理。

·要提高健康意识，了解淋病及其他性传播疾病知识，对于淋病患者要动员其性伴侣同时进行治疗，并认识到不洁性行为的危害性以及淋病对身心健康的危害，使病人能自觉规范自己的行为。

坚决取缔和禁止卖淫、嫖娼等违法行为；公共场所如旅社、浴池、游泳池，要做好日常卫生消毒工作；建立健全健康体检制度，加强就业、婚前体检工作。

三、梅毒

1. 什么是梅毒

梅毒是由梅毒螺旋体引起的一种慢性全身性传染病。主要通过性行为引起传染。该病临床上为慢性经过，早期主要侵犯皮肤和黏膜，到病程晚期可以侵犯身体的许多组织器官，引起诸如皮肤黏膜梅毒、骨梅毒、眼梅毒、心血管梅毒、神经梅毒、晚期潜伏梅毒等。其中又特别容易侵犯中枢神经系统和人体重要器官心脏。患有梅毒的孕妇也可以通过胎盘传染给胎儿，重者可以引起流产、死胎，故危害性极大。

2. 梅毒的传播途径

梅毒患者是唯一的传染源。梅毒的传播途径最主要是性接触传染，性交时外生殖器及口唇、舌、皮肤、黏膜等处可能发生轻微的、肉眼看不见的损伤，如果其中一个是梅毒患者,就可以将体内的病原体通过损伤的皮肤或黏膜进入另一方体内而引起感染;也可以通过母婴垂直传播,梅毒孕妇妊娠4个月后可以通过胎盘血液传染给胎儿,还可通过输血感染;另外少数也可通过非性接触传染,如接吻、手术、输血、哺乳,接触病人污染的衣物、生活用具等。由于梅毒患者的皮肤、血液均有梅毒螺旋体检出,没有经过治疗的梅毒患者在被感染后的第一年具有很强的传染性。

3. 梅毒有哪些表现

根据病程的长短又可将病程在两年以内的一期梅毒和二期梅毒称为早期梅毒,将病程超过两年的称为晚期梅毒即三期梅毒;根据传播途径的不同,又可分为胎传梅毒(又称先天梅毒)和获得性梅毒(又称后天梅毒)。

(1)一期梅毒

一期梅毒又叫初期梅毒,从不洁性交后梅毒螺旋体进入人体到出现临床表现,潜伏期大约2~4周。主要有硬下疳,硬下疳为一期梅毒的典型损害,发病时无全身症状。典型的硬下疳有以下临床特点:一般为单个发生,圆形或椭圆形无痛性溃疡,溃疡的边界清楚,高于皮面,基底光滑无脓性分泌物;触之有软骨样感觉,溃疡分泌物内含大量梅毒螺旋体,因而传染性极强,为梅毒重要的传染源。男性好发于冠状沟、阴茎、包皮内侧或包皮边缘、龟头系带、尿道外口;女性多发生于大小阴唇、阴唇系带、阴蒂、阴道口、会阴及子宫颈等处。硬下疳如果不治疗,可于2~8周内自行痊愈,遗留浅疤痕及色素沉着。

(2)二期梅毒

一期梅毒如果不及时治疗或治疗不当,可转化成二期梅毒。一般发生于硬下疳消退后 3～4 周。二期梅毒的损害主要有以下表现。

皮肤黏膜的损害,常呈对称性和泛发性斑疹和丘疹。有的斑疹分布密集而相互间不融合,有的为圆形、大小不等、颜色棕红、对称分布并且无自觉症状,斑疹通常在 2～4 周自然消退并且不留痕迹;另一种为绿豆到黄豆大小并且比较坚实的扁平丘疹,边界清楚,呈现特有的红铜色或暗红色。发生于女性阴部或肛门周围等部位的丘疹常常相互融合或扩大成扁平斑块,表面肥厚湿润,称之为扁平湿疣。

另外有脓疱性梅毒疹、掌跖部位梅毒疹、银屑病性梅毒疹、梅毒性白斑、梅毒性秃发(虫蚀状脱发),有关口腔、咽喉或生殖器黏膜损害等则较少见。骨关节损害有骨膜炎、关节炎、腱鞘炎、滑囊炎等,而以骨膜炎和关节炎常见。骨膜炎好发于肱骨、胫骨、尺骨和桡骨等长骨。自觉有骨性疼痛。关节炎一般多对称发生于人体四肢的大关节。眼的损害有梅毒性虹膜炎、角膜炎、虹膜睫状体炎、视神经炎和视网膜炎等,由此可以导致相应的视力改变。神经系统损害有梅毒性脑膜炎、脑血管梅毒等。全身淋巴结亦可受累,表现为全身淋巴结无痛性肿大。亦可伴发内脏损害,如梅毒性肝炎、梅毒性肾病、胃肠道损害等。

(3)三期梅毒

三期梅毒为梅毒的最后阶段。复发性是梅毒的特点之一,如果患者没有经过治疗或者治疗不彻底则复发率将很高,从而更加危险。晚期梅毒一般发生于感染两年以后。其特点为病程缓慢延长、皮疹相对较少,分布不均,皮疹可单一或多发,可无自觉症状或症状轻微。此期传染性低,但破坏性强,可侵犯人体多个重要器官和系统如心血管系统、中枢神经系统等,严重者可危及生命。

晚期梅毒皮肤损害,临床上主要表现为结节性梅毒疹和梅毒性树胶肿。多发生于肩背部以及四肢,为呈簇集状、环行状、表面光滑的浸润性结节,颜色呈特有的铜红色;结节破溃并形成溃疡,排出的分泌物似胶冻样,故称之为"树胶肿"。表面有蛎壳状的痂皮,痊愈后留有疤痕。树胶肿为三期梅毒特征性损害,不多见,但其破坏性极大。好发于面部以及四肢等部位,皮下结节逐渐增大以后,中心逐渐坏死并且形成溃疡,痊愈后留有萎缩性疤痕。晚期的梅毒黏膜损害,发生于鼻中隔、上腭部的树胶肿可因侵犯相应骨质部而引起穿孔,因破坏而形成鞍鼻导致容貌毁坏;骨梅毒损害临床表现为骨膜炎、骨髓炎等。

心血管梅毒,晚期心血管梅毒发生时间比较晚,一般发生于感染后10~25年,主要有心慌、心累、活动后呼吸困难等症状。危害大,死亡率高。

神经梅毒为晚期梅毒,即感染梅毒螺旋体数年后出现的神经系统损害,表现为无症状神经梅毒、脑膜血管梅毒、麻痹性痴呆、脊髓痨等。

(4)先天梅毒

先天性梅毒分早期、晚期两种表现。先天性梅毒又称为胎传梅毒,多发生于妊娠4个月以后。当孕妇感染梅毒以后,梅毒螺旋体可通过胎盘传给胎儿,称为"胎传梅毒"。

早期先天性梅毒:①患儿常常在2岁以内发病。②发育营养差、消瘦,皮肤弹性差、松弛,面孔酷似老人,哭声嘶哑虚弱。③皮肤黏膜损害表现同样多种多样,如斑疹和斑丘、水疱、脓疱、鳞屑性丘疹等。丘疹发生于口周者常呈现出具有诊断意义的放射状皲裂以及愈合后形成的放射状疤痕。而在外阴部及肛门发生者常呈扁平湿疣样损害。④梅毒性鼻炎，为胎传梅毒的特征之一。初期流鼻涕，其后鼻黏膜出现溃疡，因分泌物堵塞鼻孔可导致呼吸困难，不能吸吮而引起哺乳困难。病变进一步向深部组织发展，引起骨破坏或者相应组织坏死，可造成鼻梁塌陷，慢慢地形成所谓的"鞍鼻"。⑤骨骼损害的临床表现为四肢疼痛，患儿会因为肢体的疼痛而不愿意或者不能活动，这种情况称之为"梅毒性假性瘫痪"。⑥另外，有贫血、血小板减少，常伴随有全身淋巴结肿大、脾脏肿大、肝脏肿大以及血液系统和泌尿系统损害等表现。

晚期先天性梅毒：在出生后 5~7 岁患儿的发病称为"晚期先天性梅毒"。早期病变遗留下永久性标记损害，如哈钦森齿、鞍鼻、方头颅等。另外还有神经性耳聋、膝关节积液等。

(5)后天梅毒

后天梅毒主要通过性交接触传染，但除了生殖器与生殖器的接触传染外，也存在性器官与口唇、手的接触传染。

4. 梅毒该如何治疗

治疗原则：诊断要求准确，治疗愈早愈好；正确选择药物，药物剂量足够，疗程彻底规则；治疗后定期随访，性伴侣同时检查治疗。一旦确诊建议到正规医院治疗。

青霉素类作为首选，常用苄星青霉素 G240 万 U，肌肉注射，每周 1 次，连续注射 2~3 次；普鲁卡因青霉素 G80 万 U，肌肉注射，每日 1 次，连续注射 10~15 天为一疗程。其总共剂量需达到 800 万 U～1 200万 U。对青霉素过敏者，可选择使用其他抗生素，如服用四环素片、红霉素类药物等。

治疗后随访：治疗后 3 年内应定期观察，包括全身体格检查及血清学检查。第一年每 3 个月复查 1 次，第 2 年每半年复查 1 次，第 3 年年末复查 1 次。妊娠梅毒应在分娩前每个月复查 1 次。症状复发者均应加倍剂量进行治疗。性伴侣同时治疗，治疗期间禁止性生活。

5. 怎样预防梅毒

人对梅毒没有先天的免疫功能，而且成年人都容易感染，预防与其他性病一样。最重要的是要遵守性道德，洁身自爱，杜绝婚外性行为；坚决打击卖淫嫖娼活动；为减少先天梅毒的发病率，患梅毒的育龄妇女在没有治愈之前，不能怀孕；贫血病人尽量避免不必要的输血。

四、生殖器疱疹

1. 什么是生殖器疱疹

生殖器疱疹是单纯疱疹病毒（HSV）感染所导致的性传播疾病。主要通过性接触传播，好发于泌尿生殖器和肛门周围皮肤黏膜。主要表现为水疱和溃疡。HSV 有两种类型：HSV-1 型和 HSV-2 型，生殖器疱疹主要由 HSV-2 引起。生殖器疱疹具复发性、难治性等特性，可引起病毒性脑膜炎、盆腔炎等并发症，孕妇还可引起胎儿和新生儿感染。女性生殖器疱疹还与宫颈癌的发病密切相关。偶可引起阴道炎、宫颈炎、前列腺炎或膀胱炎等。

2. 生殖器疱疹的传播途径有哪些

生殖器疱疹的病原体是单纯疱疹病毒,在自然条件下存活困难,在体外不能长期生存。人是单纯疱疹病毒唯一的自然宿主,存在于男性的精液、前列腺液,女性的宫颈及阴道分泌物中。主要传播途径:(1)可通过性关系传染,并且不管是生殖器疱疹患者还是无症状的带菌者都可导致性接触者受感染。(2)母婴传播。孕妇生殖器疱疹患者,分娩时可以通过产道将病毒传染给新生儿,导致新生儿疱疹。(3)通过游泳池或者污染的物品等其他途径传播。

3. 生殖器疱疹有哪些表现

本病好发于15~45岁的性活跃期男女。潜伏期难定,持续时间长,系统和局部症状多。男女患者有不同程度的症状,如持续性低热、头痛、寒战、乏力、肌肉酸痛和全身不适以及常常伴有腹股沟、淋巴结肿痛等。原发性患者损害好发于男女生殖器及会阴部位。潜伏期平均为3~5天。男性原发性生殖器疱疹好发于包皮、龟头、尿道口、冠状沟、阴茎、阴囊以及男同性恋者肛门、直肠等。表现为局部有灼烧感,继而很快出现孤立或者成簇的红斑或丘疹,并在此基础上出现成群的水疱,水疱破裂后形成糜烂面或浅溃疡,溃疡大小形状各异,约5~15天逐渐结痂,疼痛感明显。女性原发性患者多见于大小阴唇、阴阜、阴道和子宫颈,也可累及肛周等。一般表现为外阴阴道炎、宫颈炎、阴道分泌物增加等。部分患者还可有尿道分泌物和排尿困难。复发性疱疹患者发疹前常有前驱症状,表现为有局部灼烧感、锥刺感,会阴放射样痛或感觉异常等。皮损与原发性生殖器疱疹相类似,但病情相对轻并且病程不长。而在临床上无明显症状和体征表现的潜伏感染者(亚临床感染),因缺乏典型临床表现,成为生殖器疱疹的主要传染源。

4. 生殖器疱疹该怎样防治

(1)治疗

系统性抗病毒治疗目前使用阿昔洛韦(首选)、伐昔洛韦、泛昔洛韦和更昔洛韦等核苷类药物。局部治疗以收敛、干燥和防止继发感染为主。局部损害处要保持清洁,可外用3%阿昔洛韦霜、1%喷昔洛韦软膏、酞丁胺霜、干扰素霜或5%5-FU霜等。

此外,应加强心理辅导或心理治疗,疏导患者紧张情绪,调整心理预期。提高患者生活质量。

(2)预防

生殖器疱疹是一种终身性疾病,至今尚无令人满意的治疗方法,也难以防止复发。患者应注意休息,避免饮酒和吸烟以及异常性生活。由于无症状期也可有病毒排放并具有传染性,避孕套也不能完全阻断传播,因此有病损时男女双方应避免性生活。为减少新生儿感染率,妊娠期生殖器疱疹如在分娩时有活动性损害,应行剖腹产。

五、尖锐湿疣

1. 什么是尖锐湿疣

尖锐湿疣又称生殖器疣或性病疣,是由人类乳头瘤病毒(HPV)感染所引起的生殖器肛门部位的性传播疾病。主要通过性行为传播。尖锐湿疣是全世界最常见的性传播疾病之一，并且仍有逐年增高的趋势。由于与生殖器癌有密切相关性而引起人们广泛关注。引起尖锐湿疣的病毒主要是 HPV-6、HPV-11、HPV-16、HPV-18 等型。

尖锐湿疣的传染源包括患者和病毒携带者。值得注意的是，近年来临床上常见到并非性接触而感染 HPV 者。

2. 尖锐湿疣的传播途径有哪些

尖锐湿疣具极强的传染能力，人是人类乳头瘤病毒的唯一宿主，主要是感染人类的皮肤和黏膜等。传播途径主要有以下几种。

（1）直接接触传染

性行为时通过性器官皮肤黏膜破损处产生感染。相对于男性尖锐湿疣患者，其性伴侣中 1/2 以上会受到感染。另外患尖锐湿疣的产妇在分娩时通过产道传染给胎儿，或因为出生后与母亲密切接触而被传染。

（2）间接接触传染

部分尖锐湿疣也可以通过间接接触方式传染，如通过接触被病毒污染过的衣服裤子、洗浴用品（浴巾、浴盆）、坐便器等。另外，家庭内非性接触也可导致传染，尤其是婴幼儿易于此途径感染。

（3）母婴垂直感染

患有尖锐湿疣的孕妇可经血行感染。

3. 尖锐湿疣有哪些表现

本病好发于性活跃的中青年男女。潜伏期一般为 1～8

个月,平均为 3 个月。外生殖器和肛门周围的皮肤和黏膜湿润区为该病的好发区域。男性多见于包皮系带、冠状沟、龟头、尿道口、阴茎部、肛门周围及会阴等。女性多见于大小阴唇、尿道口、下联合、阴道口、阴道壁、子宫颈、肛门周围及会阴等。同性恋者可见于肛门周围、直肠。其他可见于唇边缘、口腔黏膜。早期皮损皮疹形态可为单个或者多个的淡红色小丘疹,如同鱼子状。顶端尖锐,柔软。其后逐渐增多增大,并互相融合成不同的形状,如呈乳头状、菜花状、鸡冠状、蕈样状、丘疹状。疣体表面粗糙,呈白色或粉红色,可有糜烂、渗出、浅溃疡、可合并出血和感染。大部分患者无明显自觉症状,少数感觉有异物感、刺痒和灼烧感。部分女性损害可表现为白带增多、性交痛。本病诊断要点:主要根据性接触史、配偶感染史或间接接触史等,结合典型的临床表现和辅助实验室检查,如醋酸白实验阳性和典型的组织病理表现等,基本上可确立诊断。

4. 尖锐湿疣该怎样防治

(1)治疗

目前尚未有根治尖锐湿疣的方法。治疗原则为局部治疗,去除疣体,缓解症状和控制复发。

外用药物治疗可选用:0.5%足叶草毒素酊,每天 2 次外用,连用 3 天,停药 4 天为一个疗程。连续用 1～3 个疗程。因有致畸作用,孕妇禁用。10%～25%足叶草酯酊,每周 1～2 次局部外用,涂药后 1～4 小时洗去,孕妇禁用。50%三氯醋酸溶液,每周 1 次,连续用药不超过 6 周。其他有 5%氟尿嘧啶软膏、5%咪喹莫特霜等。

选用物理治疗如激光、冷冻、电灼、微波等,疣体较大者可手术切除。

内用药物治疗,可配合使用干扰素、转移因子、胸腺肽及左旋咪唑等。

(2)预防

尖锐湿疣的主要传播途径是通过性接触,因此提倡洁身自好、不嫖娼、不卖淫、不搞婚外情等,是预防该病的有效方法。自觉地抵制不健康性生活方式,肛交、口交等可增加该病的传播率。避免与感染部位接触,使用避孕套有一定的预防作用。另外日常生活中一定要注意不要与他人共用生活用品,如牙膏牙刷、洗浴用浴衣、毛巾等。

六、非淋菌性尿道炎

1. 什么是非淋菌性尿道炎

非淋菌性尿道炎是一种以衣原体和支原体为主要致病微生物,通过性接触传染,临床上有明显的尿道炎表现,而尿道分泌物中检查不到淋球菌感染的泌尿生殖道系统感染性疾病,也称为非特异性尿道炎。目前该病在西方国家已经超过淋病跃居性传播疾病之首,在我国本病呈逐年增加的趋势,许多地区报告非淋菌性尿道炎的发病率已超过淋病,成为发病率最高的性传播性疾病。尿道炎作为最常见的性传播疾病,有相当数量的尿道炎患者常合并有淋球菌和沙眼衣原体的共同感染,在性传播疾病防治工作中占有重要地位。

2. 非淋菌性尿道炎的传播途径

非淋菌性尿道炎的病原体主要为沙眼衣原体和解脲衣

原体。传播途径与淋病相似,主要由性接触传播。多见于青年性活跃期人群,患者有性接触感染史或者其配偶有性接触感染史。男女均可发病。此外,新生儿可以经过产道被感染,引发衣原体性结膜炎或新生儿衣原体性肺炎等。还有极为少数可以通过被污染物品产生间接感染。必须注意和强调非淋菌性尿道炎感染无症状的重要性。有文献指出,非淋菌性尿道炎的传染源为有症状和无症状的非淋菌感染患者,尤其是轻症状感染患者或无症状感染患者是重要的传染源。如一般女性感染患者往往仅表现为白带增多等妇科症状,较为隐匿,但却是不可忽略的传染源。因此,对患病的性伴侣应追踪检查相关病原体,因为这些人既危险,而通常又无症状表现。

3. 非淋菌性尿道炎的临床表现

非淋菌性尿道炎的潜伏期为 1～3 周。临床表现与淋病相似但程度相对较轻,两者都可以有尿道分泌物增多、尿痛、尿道瘙痒以及排尿困难等,只是表现的出现率不同。男性非淋菌性尿道炎临床表现与女性的不同,男性常有泌尿出现异常感觉如尿道刺痛感、刺痒感甚至灼烧感;女性表现一般为白带增多、尿频尿急,甚至排尿困难等。

（1）男性非淋菌性尿道炎

常见症状为尿道刺痛、刺痒及灼烧感,少数有尿频、尿急。体检可发现尿道口轻度红肿,尿道分泌物多呈现浆液性或浆液脓性,与淋病相比分泌物稀薄且量少;有在早晨起来发现尿道口少量分泌物封住了尿道口(称为"糊口"),往往可见到内裤被污染。有一定数量的患者可无任何症状或者症状不典型,因而这些患者在初诊时容易被误诊或漏诊。

非淋菌性尿道炎患者如果治疗不及时或治疗处理不规范可引起各种并发症。常见的有。

① 附睾炎:常与尿道炎并存,多为急性并且单侧发生,有附睾肿硬、触疼。睾丸也可有触疼,还可有阴囊水肿等。②前列腺炎:亚急性前列腺炎较为常见,慢性前列腺炎可无症状或有会阴钝痛。③Reiter 综合征:即多发性关节炎、溃烂结膜炎、尿道炎三联症。

(2)女性非淋菌性尿道炎

主要累及子宫颈。症状表现为白带增多,体检可发现宫颈水肿、潮红、糜烂等;尿道炎表现为尿道灼热或尿频尿急,检查尿道口充血,挤压尿道口可有少量分泌物溢出。也有无任何症状的患者。出现前庭大腺炎的患者可有疼痛、腺体开口处红肿、溢出脓液。同男性非淋菌性尿道炎一样,治疗不及时或者治疗不规范,女性也可出现并发症,如盆腔炎:包括输卵管炎、子宫内膜炎。多数人病情比较轻,可表现为下腹部轻微压痛等。其他还可有宫外孕、不孕症、自发性流产,甚至由子宫颈扩散到腹膜而引起肝脏周围炎等。

(3)新生儿感染

新生儿经母亲产道分娩时可感染沙眼衣原体或解脲支原体,引起新生儿衣原体性结膜炎或新生儿衣原体性肺炎。

4. 如何诊断非淋菌性尿道炎

非淋菌性尿道炎的诊断应根据临床和实验室检查结果来进行综合分析。临床表现:近三个月有不洁性交史;有尿道炎症状和子宫内膜炎症状;有典型临床表现,但是有相当数量的患者可无任何临床表现或表现比较轻微。实验室检查:用涂片、培养检查无淋病证据;男性患者,如分泌物革兰氏染色涂片检查，多形核白细胞在油镜下平均每视野≥5个或晨起前段尿沉渣在高倍视野下每视野＞15个，有诊断意义；女性有子宫颈淡黄色黏液脓性分泌液，多形核白细胞在油镜下平均每视野＞10个，有诊断意义。但应排除外滴虫感染情况。有条件者可选病原学检查以确诊，如聚合酶链反应及连接酶链反应、支原体培养、衣原体培养、沙眼衣原体抗原实验等。

5. 如何治疗非淋菌性尿道炎

非淋菌性尿道炎的治疗原则是做到早期诊断、早期治疗、治疗规范用药、治疗方案个体化。

（1）常用治疗方案

多西环素 200mg/天，每天分 2 次口服，连续服用 7～10天；米诺环素 200mg/天，每天分 2 次口服，连续服用 10 天；红霉素 2.0g/天，每天分 4 次口服，连续服用 7 天；阿奇霉素 1.0g/天，须在每天饭前 1 小时或饭后 2 小时 1 次顿服；氧氟沙星 300mg/天，每天分 2 次口服，连续服用 7 天。

（2）孕妇非淋菌性尿道炎患者

不能用多西环素和氧氟沙星，可用红霉素 0.5g；琥乙红霉素 0.25g，4 次/日，连续服用 7 天；阿奇霉素 1.0g/次顿服。

（3）新生儿衣原体眼结膜炎

红霉素干糖浆粉剂每天 50mg/kg，分 4 次口服，连服 2周，如果有效，再延长 1～2 周。0.5%红霉素眼膏或 1%四环素眼膏，出生后立即外用对衣原体感染有一定预防作用。

6. 治愈标准

非淋菌性尿道炎的治愈标准是患者的自觉症状消失，

无尿道及宫颈异常分泌物,尿沉渣、尿道或宫颈拭子涂片检查多形核白细胞数正常。病原体培养及分子生物学方法不作为判愈标准。

七、艾滋病

1. 什么是艾滋病

艾滋病又称获得性免疫缺陷综合征,是由人类免疫缺陷病毒感染所致的以严重免疫缺陷为主要特征的难治性传染病,也是近年来严重威胁人类健康的疾病之一。艾滋病是 20 世纪 80 年代初人们才认识的一种人体自身免疫防卫系统受到严重破坏的传染性疾病。艾滋病病毒主要侵犯和破坏人体的免疫系统,造成人的免疫功能极度低下,而人体在免疫功能低下的情况下,容易受到各种细菌、病毒等致病微生物的感染,易患各种严重而难以治疗的疾病,还容易得肿瘤,从而导致感染者死亡,病死率极高。

联合国艾滋病规划署 2011 年 11 月 21 日发表的《2011年全球艾滋病疫情报告》指出,全球防治艾滋病进展显著,2010 年新增艾滋病病毒感染者人数及艾滋病相关疾病致死人数均降至各高峰期以来的最低水平。报告显示,2010 年全球新增艾滋病病毒感染者为 270 万人,较 1997 年高峰期下降 21%。全球目前仍有 3 400 万名艾滋病病毒感染者。

2011 年 12 月 1 日是第 24 个世界艾滋病日,中国卫生部通报,我国累计报告艾滋病病例 43.4 万例,而据卫生部等单位对中国艾滋病疫情的估计,中国现存艾滋病病毒感染者和病人约 78 万,这其中可能有 56% 的感染者不知晓自己已经被感染。

由于本病目前尚无有效治疗方法,也没有特异性预防疫苗,其艾滋病病毒传播速度快,病死率极高,对人们健康造成严重威胁。因此,应该引起足够的重视。

2. 艾滋病的传播途径有哪些

艾滋病的传播主要有性接触传播、血液传播、母婴传播。一般的日常接触如握手、共用餐具、电话机等不会传播艾滋病,也不会通过空气、水和蚊蝇叮咬传播。

(1)性接触传播

性接触传播是艾滋病主要的传播途径,包括同性及异性之间的接触。艾滋病病人和艾滋病病毒感染者的精液和阴道分泌物中均含有艾滋病病毒。异性在性接触时,性器官的皮肤、黏膜容易被擦伤,尽管这种看不见的擦伤,自己也感觉不到什么异常和疼痛,但是如果其中一人带有艾滋病病毒,病毒就会通过擦伤部位入侵,进入性伴侣体内而引起感染。从全世界的情况看,感染艾滋病病毒的成年人每10人中就有9人的感染是通过性交传播的,而且性伙伴越多,感染艾滋病病毒的危险也就越大。男性更容易传染,男性传给女性的概率是女性传给男性概率的2~3倍。男性同性恋之间的传播危险性也比较大,因为男性同性恋之间性接触方式以肛交为主。阴茎插入肛门内,容易引起肛门和直肠的黏膜损伤,而肛门、直肠是艾滋病病毒良好的生存环境,病毒容易进入体内而感染。

(2)血液传播

吸毒的人常常会几个或更多的人在一起共用一个注射器静脉注射毒品,如果其中有一个人患有艾滋病或带有艾滋病病毒,那么一起注射毒品的人就会感染上艾滋病病毒。另外,输了含有艾滋病病毒的血液、血液制品,都会造成艾滋病病毒感染;不安全的采血、注射或操作,使破损的皮肤、黏膜接触了含有艾滋病病毒的血液、体液的时候,也会感染艾滋病病毒。

(3)母婴传播

如果母亲是艾滋病患者或感染者,在分娩过程中,婴儿经过母亲产道时,可以受到母亲携带的艾滋病病毒的感染。另外,感染艾滋病病毒的母亲,乳汁中可能带有艾滋病病毒,婴儿吸母乳也可感染艾滋病。

3. 哪些人容易感染艾滋病

目前主要的高危人群,包括静脉吸毒者、性病患者、男性同性恋者、卖淫嫖娼者、有性滥交或配偶有性滥交行为者、血液病患者,多次接受输血以及血液制品也容易感染艾滋病病毒。艾滋病患者或艾滋病病毒感染者的婴儿也容易被感染。

4. 感染了艾滋病有哪些表现

(1)潜伏期

潜伏期为感染艾滋病病毒到艾滋病发病期间,大约为 $2\sim10$ 年,有些患者的潜伏期为 6 个月。性接触感染的潜伏期比较长,而输血感染潜伏期比较短。儿童艾滋病的潜伏期比成人短。大约 90% 的新近感染艾滋病病毒的患者可以完全没有症状,但在此期间这些感染者具有传染性,只是临床无任何症状。临床上大致可分为急性艾滋病病毒感染、无症状艾滋病病毒感染和艾滋病三个阶段。

（2）急性感染期

临床上又称之为"窗口期"，所谓"窗口期"是指患者从感染艾滋病病毒后，到身体形成抗体时所需要的时间。在此期间，身体内实际已有艾滋病病毒，而且具有传染性，但又没有什么症状，且血中检测不到艾滋病病毒抗体。通常这个时间即产生血清抗体阳性的时间，大约2周到3个月。如果在这期间输血给别人，或与其他人共用注射器，就有被艾滋病病毒传染的危险。这期间的人发生性接触，同样也会感染艾滋病病毒。因此，这期间是没被发现而又是最危险的时期。

在感染艾滋病毒1～6周后可出现一些非特异性的急性病毒感染的症状和体征，临床上表现为骤然发热、出汗、乏力、恶心、厌食、肌肉痛、腹泻；相当的患者还可有头痛、畏光以及脑膜刺激征，甚至可有脑炎、周围神经炎和急性上行性多发性神经炎；有些还可以出现口腔溃疡和食管溃疡以及念珠菌感染；有些患者的躯干皮肤可以出现斑丘疹、玫瑰疹或者荨麻疹等皮肤损害。临床上体格检查可以发现患者的颈部、腋下、枕部或者腋窝部淋巴结肿大，个别可以出现肝脏肿大、脾脏肿大。

（3）无症状感染期

几乎所有的艾滋病病毒感染者都有无症状感染期。经由原来发生艾滋病病毒感染或者急性感染期缓解而来，此期患者不但是艾滋病病毒的携带者，而且也是艾滋病的传染源。病程长短不一，短程数月，长程可达15年或更久。通常无症状，但有传染性。

(4)艾滋病相关综合征期

大约占艾滋病病毒感染的 10% 左右。表现为持续性全身淋巴结肿大和非特异性全身症状,如全身疲倦乏力、发低烧、夜间盗汗、持续性腹泻、鹅口疮、口腔黏膜白斑、皮肤单纯疱疹、带状疱疹和血小板减少性紫癜等,进一步发展则为临床艾滋病期。

(5)临床艾滋病期

在此期由于患者的免疫功能极度下降,出现典型的和多系统的艾滋病临床表现,容易发生各种条件性感染和少见的恶性肿瘤,并以此为特征。也可出现极度消瘦,呈恶病质及痴呆。

皮肤和黏膜表现:皮肤和黏膜感染可以是病毒、细菌、真菌等。艾滋病病毒感染后皮肤和黏膜表现可为首先发生的症状,大约 90% 的艾滋病病毒感染者或艾滋病患者可出现表现不同的皮肤和黏膜病变,并且其症状相对比临床上一般皮肤病显得重和复杂并且难以治疗。急性艾滋病病毒感染的皮疹可出现对称分布,互相不融合的斑疹、丘疹,伴有瘙痒,有时还可以出现荨麻疹、瘙痒症、掌跖部梅毒疹样。

恶性肿瘤:艾滋病患者在晚期常发生恶性肿瘤,而又以卡波西肉瘤最为严重。卡波西肉瘤是艾滋病的早期表现,由于其发生率高,被列入艾滋病的诊断标准之一。其早期表现为红色或蓝色的斑疹、丘疹,长轴与皮纹一致。以后发展为淡紫色或棕色斑疹、丘疹、斑块或表面光滑隆起的肿块,进一步可出现出血性和结节性损害。艾滋病患者中常见肿瘤位居第二位的是非何杰金氏淋巴瘤,通常是艾滋病的晚期表现,皮损以丘疹或结节为主。其他恶性皮肤肿瘤,有恶性黑素瘤、鳞状细胞癌、基底细胞癌等。

呼吸系统的肺部感染：最为常见的致死性感染，表现为咳嗽、胸部疼痛、呼吸困难以及胸部 X 线影像学检查显示弥漫性浸润。卡氏肺囊虫肺炎，表现为发热、盗汗、体重下降和活动后气短，严重者有发绀、呼吸困难甚至呼吸衰竭，肺部常无啰音，胸部 X 线片常示间质性肺炎和肺门周围炎。本病可能是艾滋病患者死亡的主要原因。其他常见的有细菌性肺炎、肺结核、肺部链球菌感染及巨细胞病毒性肺炎和军团病肺炎。此外，弓形体、分枝杆菌、隐球菌、流感杆菌以及各型疱疹病毒等均可引起肺炎。

消化系统的影响：表现为胃肠功能紊乱，常见为隐孢子虫引起的慢性腹泻，患者常有进行性体重减轻，病情严重者甚至可以导致霍乱样水样泻。还可发生食管炎和咽炎，主要由念珠菌等引起，常表现为吞咽困难、胸骨后疼痛、恶心、厌食和体重下降等。胃部肿瘤引起的胃部病变表现为疼痛、厌食、恶心、呕吐、呕血和便血。由艾滋病病毒感染等引起的肝炎，表现为上腹部疼痛、肝脾肿大和肝功能异常。另外隐孢子虫病感染伴发胆囊炎，表现为餐后右上腹痛、发热、局部压痛和胆囊肿大等典型症状。

艾滋病患者晚期，免疫功能极为低下，可引起各系统功能损害。

儿童艾滋病的特殊表现：艾滋病毒感染孕妇（无临床症状者）所生婴儿大约 30％～50％ 被艾滋病病毒所感染；另外感染还可以来源于输血、血液制品和儿童性虐待等。这些儿童体重增加慢；生长发育异常、头为小颅、前额呈方形、鼻梁塌陷和眼裂小；由艾滋病病毒直接引起的脑病、腹泻、营养不良,慢性淋巴性间质性肺炎、疱疹性口腔炎、念珠菌性咽炎、中耳炎,持续性全身多部位淋巴结肿大,肝脏肿大和脾脏肿大等。大约50%的患儿在1岁左右死亡。

5. 什么人应该去做艾滋病病毒抗体筛查

近年来艾滋病的发病人数越来越多。在目前没有特效治疗本病药物的前提下,最有效的方法就是洁身自好,对有可能感染艾滋病的人做到早发现、早检查、早诊断,以免继续传染他人,并及早治疗。

对下列可能感染艾滋病的人员应早做艾滋病病毒抗体筛查:第一是吸毒人员,尤其是静脉吸毒者;第二是艾滋病抗体阳性者的配偶或子女;第三是与吸毒者、卖淫嫖娼者有过性接触的人;第四是艾滋病抗体阳性或艾滋病病人所生的婴儿;第五是同性恋者或卖淫女;第六是血液病患者或使用过外国进口的血液制品治疗疾病的人。

上述人员出现下列情况应怀疑艾滋病:(1)近期无法解释的体重减轻达10%以上。(2)不明原因的发热、咳嗽或腹泻1个月以上。(3)生殖器或肛周溃疡超过1个月不能治愈。(4)不明原因的全身淋巴结肿大。(5)未用抗菌素的病人出现鹅口疮。(6)反复发作的带状疱疹等。此类人员应及早到疾控中心或医院检查。按照卫生部规定,任何单位或个人不得将感染者或病人姓名、住址等个人信息公布或传播,同时会给予关爱和免费治疗。因此,不必担心身份泄漏,也不会受到歧视。

如果抗体检测阴性,待3~6个月后再去复查一次。在此"窗口期"虽然抗体检测阴性,但已是感染者,并具有传染性。如果抗体检测呈阳性反应,证明已被艾滋病病毒感染,需要注意并及时到医疗单位治疗。

6. 艾滋病该如何防治

(1)治疗

艾滋病是性病中传染性强、死亡率极高的一种严重传染病。目前全世界还没有研制出能彻底根治本病的药物，也没有能保护免疫系统遭受艾滋病病毒攻击的有效药品。但有不少新药问世，常用的艾滋病治疗方法是几种抗病毒药物同时使用，即"鸡尾酒疗法"，能明显地降低艾滋病的死亡率，延长病人的生存时间。目前全球的有关科学家正在加紧研制治疗艾滋病的新药，希望能早日控制艾滋病。另外就是对症、支持治疗，免疫调节治疗等对艾滋病患者采取的综合性治疗，能起到缓解和控制症状、延长病人生命的作用。

(2)预防

艾滋病目前还不能治愈，疫苗研究尚未成功，因此预防的关键在于改变高危行为。有效地阻断艾滋病病毒的传播途径是目前控制艾滋病流行的主要手段。艾滋病病毒在自然环境中的生存力非常弱，也容易失去传染性，它一旦离开人体的血液或体液，就会失去活力。有许多消毒剂和高温消毒都能杀死艾滋病病毒。

艾滋病的预防措施主要包括以下几点：①管好自己，洁身自爱，遵守性道德，反对性乱。婚前要进行健康检查，不要与艾滋病患者或感染者发生性接触。不卖淫嫖娼，不搞同性恋等高危性行为。②发生性行为时正确使用避孕套，防止精液、尿液、阴道分泌物或血液进入体内。使用避孕套确有保护被传染的作用，但有约10%的失败率，故避孕套不是安全套,不是保险套。③远离毒品,尤其是静脉吸毒者注意不要和别人共用注射器。④避免不必要的注射和输血,必需时应用一次性注射器或输液器。不擅自应用未经检验的血制品,不去消毒不严的医疗机构打针、拔牙、针灸或手术。⑤得了艾滋病的妇女,最好不要怀孕,如要孩子必须接受专业医生的指导和治疗。⑥一旦怀疑自己的性伙伴感染艾滋病时,要及时到当地疾病预防控制中心或正规的医疗单位检测确诊,并在此期间要终止性接触。⑦献血要到正规的医疗机构,不要到地下血站或窝点献血。⑧避免在日常救护工作时沾上伤者的血液,在为他人处理伤口,或有可能接触到他人的血液时,最好戴上手套。⑨不要使用他人用过的牙刷、剃须刀、指甲刀等有可能染上血液的物品。⑩患了性病后应及早积极治疗,否则已存在病灶会增加艾滋病感染的机会。

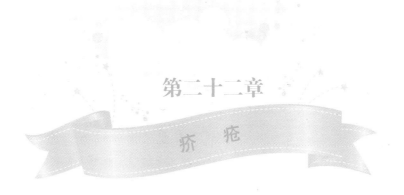

第二十二章

疥疮

一、什么是疥疮

疥疮是由于疥螨寄生在人体皮肤表层而引起的传染性皮肤病，也是人类常见的寄生虫性皮肤病之一。其特征为在人体薄嫩部位，如手指缝、腕屈面、腰围、下腹部及两股内侧等处发生丘疱疹或水疱，常伴奇痒。主要通过接触传染，也可通过性接触传染，所以也被认为是一种性传播疾病，常在家庭和集体中流行，夫妻间和同性恋者间也常可互相传染。

疥疮的病原体是疥螨，疥螨的种类很多，有动物疥螨和人型疥螨，动物疥螨不能在皮肤上长久生存，即使感染症状也较轻。引起人患疥疮的是人型疥螨，疥螨寄生于皮肤，直接密切接触是传播本病的主要途径,如握手、同卧一床等。少数可通过间接传播,如使用患者接触过的床铺、衣被、毛巾等。疥螨离开人体后在室内可存活 2～3 天,在 50℃下 10～20 分钟能被杀灭。

二、疥疮有哪些表现

人感染疥螨后经过一定的潜伏期才发病,第一次感染疥螨者经 4～6 周出现临床症状,再次感染者出现症状早,一般 24～48 小时发病。疥螨多在皮肤薄嫩的部位活动,如手指缝隙及其两侧、手腕屈侧、肘窝、腋窝、腰围、脐周、女性乳房下、男性外生殖器等皮肤皱褶细嫩处,其中以指缝隙及外阴的皮疹最为突出,如该处有损害应疑为疥疮。重者可累及其他部位,成人疥疮一般不发生于头面部及掌跖部,但小儿疥疮可侵及面部。

皮疹表现以丘疹、水疱、隧道为主。呈针头大小,淡红色,散在分布。仔细观察能够发现隧道的顶部有一针头大的水疱或灰白色小点,即为疥螨。隧道为本病特有的病变。男性在阴囊和阴茎处,婴幼儿在肛周和腋下可发现红色或褐色、绿豆至黄豆大小半球形硬结节,剧痒,称为疥疮结节。在其他皮疹消失后,结节仍能持续数月至 1 年以上,可以自然消退。也有反复感染的病例。

本病引起的主要症状为瘙痒,尤以夜间为甚,在进入温暖的被窝时瘙痒更为明显,以至难以入眠。病程较长者可出现继发性改变,如抓痕、血痂继发性皮肤感染如毛囊炎、脓疱疮、疖肿,有的还可引起淋巴结炎、淋巴管炎、肾炎等。

有些患者在疥疮痊愈后瘙痒症持续 2～3 周,疥疮后迁延性瘙痒症,其发生可能和人体免疫反应有关。

发病季节以冬季多见,病程长,可持续数周至数月。如治疗不彻底,可于翌年冬季复发。

三、疥疮该如何防治

1. 治疗

疥疮的治疗比较单一,可以在家里完成。如能早期治疗,有望在 1 周内治愈。治疗药物与其用法具有同等重要性。家中或集体中的疥疮患者应同时治疗。治疗后需要观察 1～2 周,如无新皮疹发生,才能确认痊愈。

10% 硫磺软膏(幼儿及妇女用 5% 浓度的):擦药前先用热水和肥皂洗澡,拭干后至颈以下涂遍药物,有皮疹的地方多擦些,1～2 次/天,连续 3～4 天为 1 疗程,第 4 天洗澡,更衣及换被单,然后将换下的衣物及被单等尽量做到煮沸消毒,2 周后仍不好可再重复 1 次。在擦药期间不洗澡,不更衣,以保持药效。

5% 苯甲酸苄脂乳剂:刺激性低,可每天擦药 1 次,共 3 天;或只用 1 次,24～48 小时后洗去药物并且更换衣物,效果比较好。

1% γ-666 霜:有较强杀螨作用,无臭味,但有毒性。睡前涂药,只擦 1 次,成人用量不超过 25g,24 小时后用温水洗澡。为预防对肝、肾功能及中枢神经系统的损害,在较大面积抓破皮损处,最好不要擦该药。一次治疗未愈者,一般需间隔 1～2 周方可重复使用。儿童、孕妇、癫痫患者和神经

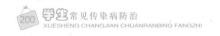
系统有疾病的患者禁用。

疥疮结节的治疗,在用上述药物治疗后可外用糖皮质激素霜剂,或结节内注射糖皮质激素治疗。

2. 预防

首先了解本病的防治常识,搞好环境和个人卫生极为重要,包括勤洗手、勤剪指甲、勤洗澡换衣等。发现患者应当及时隔离,严格做好消毒工作。对被污染的衣服、被褥、床单等要用开水烫洗以杀灭疥螨,如果不能烫洗,就一定要放在阳光下暴晒一周以上再用。要杜绝不洁性交。若出行住店要勤洗澡,注意更换床单。

一、什么是红眼病

俗称的"红眼病"是传染性结膜炎，又叫"暴发火眼"，是一种急性传染性眼病。根据不同的致病原因，可分为细菌性结膜炎和病毒性结膜炎两类，其临床症状相似，但流行程度和危害性以病毒性结膜炎为重。它最大的特征就是眼红、异物感、急性传染性，因此才在群众中得到"红眼病"这么一个形象的称谓。

二、红眼病是怎么传染的

我们都知道,周围的环境中密布着各种各样的细菌或病毒,其中有些是能直接导致结膜发炎的,譬如肺炎链球菌、Koch-Weeks 杆菌;有些是平常寄生在人眼结膜囊内,不引起病变,但当人体的抵抗力下降的时候就能引起炎症的,譬如金黄色葡萄球菌等。而引起致病的病毒为肠道病毒 70型或腺病毒的 8、19、29 型等。

红眼病全年均可发生,这些细菌、病毒可以通过多种媒介直接接触结膜,在公共场所、集体单位,如学校及家庭中迅速蔓延,导致流行。尤其是在春、秋季节,各种呼吸道疾病如流感、鼻炎盛行,结膜炎的病原体也有可能随着这些呼吸道分泌物而传播。如果接触到红眼病患者用过的毛巾、洗脸用具,甚至是他们触摸过的门把、水龙头、公用的玩具等,都有可能受到传染。因此,红眼病常常在学校、工厂等集体单位广泛传播,造成暴发流行。

三、红眼病有哪些症状

受到红眼病病原体感染后,很快就会发病,一般只需要1~2 天眼睛就会变红。这种眼病传染性强,即使治疗好转后,由于免疫力低,也可能再次感染而复发。从几个月的婴儿到八九十岁的老人,只要受到感染,都有可能发病,因而常常可以看见一人得病之后全家人相继受到感染而发病的情况。

　　患病早期,病人会感到双眼有灼烧感、畏光、流泪,自觉
眼睛磨痛,就像进了沙子般难受。当然,结膜也会充血,于
是出现"红眼"的典型症状。同时眼皮也可能出现红肿、分
泌物多、异物感等,早晨起床会觉得眼屎多,眼睛不容易睁
开。有些病人的结膜会出现小的出血点或出血斑,分泌物
过多还会在结膜表面形成一层灰白色的膜。病情严重者,
病变甚至还会侵犯到角膜边缘,出现角膜溃疡,引起剧烈的
眼痛。另外,可以伴随头痛、发热、耳前淋巴结肿大等全身
的不适症状。

　　红眼病一般不影响视力。如果大量的分泌物粘附在角
膜表面时,也可以引起暂时性的视物模糊,一旦将分泌物清
除,视力就可以恢复。但如果细菌侵犯到了角膜,则会出现
畏光、流泪、疼痛,视力也会受到一定程度的影响。

　　一般来说,红眼病病情最重的时候是在发病后 3～4
天,以后一般会逐渐减轻,大约 10～14 天就可以痊愈。但
如果是由于 Koch-Weeks 杆菌或肺炎双球菌感染引起的,则
病情相对较重,可以有全身症状如体温升高和全身不适等,
病情大约持续 2～4 周才会缓解。个别病毒感染病例结膜
炎消退后出现下肢麻痹。

四、怎样判断是否得了红眼病

　　红眼病在大流行时期诊断不难,但在刚开始流行或散
发时,容易与其他类型的结膜炎相混淆,因此发现眼睛红之
后,应及时到医院进行诊治。医生根据患者的临床表现、分
泌物涂片或结膜刮片等检查,即可以明确诊断。对于伴有

大量脓性分泌物、结膜炎严重的儿童和婴儿，以及初步治疗无效者，还需要进行细菌培养和药物敏感试验，有全身症状者需做血培养，以明确致病菌的种类，便于对症下药。

五、红眼病该如何治疗

讲到治疗，对分泌物多的患者，可以用3%的硼酸溶液或生理盐水冲洗结膜囊，每日2~3次；如果分泌物不多，则可以使用消毒棉签蘸上3%硼酸溶液或生理盐水清洁眼部。另外，早期冷敷可以减轻眼部的不适症状，可用毛巾包上冰块放置在眼皮上，每天3~4次，每次10分钟左右。

局部治疗则应根据不同的病原体，选用敏感的抗生素滴眼液或抗病毒滴眼液。如抗生素类眼药膏有红霉素、杆菌肽-多粘菌素B，滴眼液有0.25%~0.5%氯霉素、0.1%利福平、10%磺胺醋酰钠，还有0.4%庆大霉素、0.3%环丙沙星、0.3%氧氟沙星滴眼液或眼药膏等等。每次点药前需将分泌物擦洗干净，以提高疗效。根据病情轻重，每隔2~3小时，甚至每隔1小时点一次抗生素眼药水。睡前涂抗生素眼膏。

对混合病毒感染的结膜炎，除应用以上药物治疗外，还可用抗病毒眼药水，如为腺病毒可用0.1%羟苄唑眼药水、0.1%肽丁胺乳剂；如为小病毒可用0.1%疱疹净、0.1%无环鸟苷眼药水等。每日2~3次，必要时还可应用干扰素等。如果病情重，有角膜炎时，还需要按照角膜炎的治疗原则进行更严格的治疗。必要时可全身应用抗病毒药物或抗生素。一般而言，红眼病治疗得当，绝大多数病人在2周左右可以完全恢复正常,并不留任何后遗症。

六、怎么预防红眼病

治疗必须及时、彻底,防止复发。治疗期间及预防需要注意:(1)眼睛发红可能是熬夜、视疲劳、结膜出血,或者是虹膜炎、青光眼等眼疾,并不一定是红眼病。一旦患有红眼病,要尽快到医院检查,明确疾病及病原微生物的类型,选择适宜的药物。不论眼药水还是眼药膏均应专人专用,以免交叉感染。(2)急性发病的患者应该尽量在家休息,既有利于治疗康复,又利于隔离;否则可能会变成传染源,殃及周围的人,造成红眼病的暴发性流行。(3)在红眼病容易流行的季节,尽量不到公共场所,如游泳池、影剧院、理发店等地方;同时要严格消毒红眼病患者使用过的洗脸用具、手帕及使用过的医疗器皿,并与健康人分开单独使用。(4)当只有一只眼睛患病时,应尽力防止另一眼的感染。(5)医护人员在接触红眼病患者后,必须洗手消毒,以防交叉感染。(6)患病期间不要遮盖眼睛,因为遮盖眼睛会使分泌物无法排出,同时增加了眼睛局部的温度和湿度,更有利于细菌和病毒的繁殖,导致病情加重。(7)患病期间,出门时尽量佩戴太阳镜,避免阳光及风沙刺激,减轻眼部不适症状。(8)忌食葱、韭菜、大蒜、辣椒、羊肉、狗肉等辛辣、热性刺激的食物,勿喝酒。(9)生活中更要注意搞好个人卫生和集体卫生,提倡勤洗手、洗脸,不用手或衣袖揉眼或擦眼。(10)有条件的可用抗生素或抗病毒眼药水点眼来预防红眼病。

红眼病的治疗除了及时之外,还要强调坚持,一经发

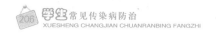

现，立即治疗，不要中断，症状完全消失之后仍然要继续治疗一段时间，以防复发；或者应用收敛剂，如 0.25％硫酸锌眼药水，每日 2～3 次，以改善结膜的充血状态，预防复发。

尤其需要注意的是，红眼病的传染性强，因此必须及时控制传染源，切断其传播的途径，以及提高自身免疫力，保护易感人群。

第二十四章

新发传染病

一、传染性非典型性肺炎

1. 什么是传染性非典型性肺炎

传染性非典型肺炎（英文简称 SARS），一个曾经令人闻而生畏、无比恐慌的疾病，自从 2002 年 11 月 16 日在广东省出现第一个病例后，2003 年上半年迅速蔓延，肆虐于世界上 32 个国家，致使 8 098 人患病，774 人被夺去了生命。中国内地是 SARS 疫情最严重的地区之一，在 24 个省、市、自治区，226 个县共有确诊病例 5 327 例。

传染性非典型肺炎，是因感染 SARS 相关冠状病毒而导致的以发热、干咳、胸闷为主要症状，严重者出现快速进展的呼吸系统衰竭，是一种新的呼吸道传染病。极强的传染性与病情的快速进展是此病的主要特点。患者为重要的传染源，主要是急性期患者，此时患者呼吸道分泌物、血液里病毒含量十分高，并有明显症状。SARS 冠状病毒主要通过近距离飞沫传播、接触患者的分泌物及密切接触传播，是一种新出现的病毒，人类不具有免疫力，普遍易感。

SARS 冠状病毒对外界的抵抗力和稳定性强于其他人类冠状病毒，有报道称 SARS 病毒外界存活可达 4～6 小时，还有报道 SARS 病毒外界存活可达 24 小时，甚至可达数天的。SARS 病毒对温度敏感，随温度升高抵抗力下降。紫外线照射 30 分钟可杀灭体外 SARS 病毒。对有机溶剂敏感。

2. 传染性非典型性肺炎是怎样传染的

(1)传染源

目前认为病人是主要的传染源。急性患者借其呼吸、咳嗽，会以飞沫和痰液的形式将病原体排出体外，悬浮在空气中，污染环境，从而成为传染性非典型性肺炎的重要传染源。从本次"非典"流行的情况来看，也并非所有密切接触病人的人都会发病，因而这些人受到了感染，但没有发病，他们是否会成为传染源，尚有待进一步调查。另外，有人怀疑"非典"的最早传染源是某些脊椎动物，从果子狸等动物身上找到了可疑的冠状病毒，怀疑果子狸就是"非典"的传染源，但尚未找到确凿的证据。

(2)传播途径

飞沫传播是主要的传播方式。悬浮在空气中的 SARS 冠状病毒可在通风不畅的空气中存活数小时，人体一旦吸入了污染了的空气就有可能被感染而发病；间接接触，患者的呼吸道排出物含病毒可以污染接触者的手、皮肤和周围环境,实现接触传播。

（3）易感人群

由于传染性非典型性肺炎是一种新发传染病,人群普遍缺乏抗体而易感,各年龄组人群均可发病,但病人的密切接触者如家庭成员、同一病房的病人、同一病区的医务人员、护工和探视者等具有较高的危险性。

3. 传染性非典型性肺炎主要表现有哪些

从接触到发病,非典患者的潜伏期为 1～16 日,平均 3～5 日。几乎所有患者主要表现为急性起病,以发热为首发症状,体温可波动在 38℃～40℃ 之间,可伴有畏寒或寒战。多数伴有头痛、肌肉酸痛、关节酸痛、全身乏力。同时伴有干咳少痰,少数严重患者有痰中带血、呼吸困难等表现,重症患者可出现呼吸衰竭而导致死亡。除呼吸道症状外还可出现腹泻、心肌炎、肝炎等多脏器受损的表现。

SARS 患者的肺部体征常不明显,部分患者可闻少许湿啰音,或有肺实变体征,偶有局部叩浊、呼吸音减低等少量胸腔积液的体征。

4. 传染性非典型性肺炎该做哪些检查

血常规:白细胞计数一般正常或降低,常有淋巴细胞计数减少,部分患者血小板减少。

胸部 X 线检查:是明确非典诊断的基本手段。必须定期进行胸部 X 线影像学复查,以观察肺部病变的动态变化情况。

特异性病原检查:包括 SARS 病毒血清特异性抗体和 RNA 检测。

5. 传染性非典型性肺炎出现症状怎么办

早发现、早报告、早隔离、早治疗的"四早"方案是控制传染性非典型性肺炎最成功的经验之一。传染性非典型性肺炎已被国家卫生部纳入传染病管理,一旦发现自己或他人出现了症状,怀疑感染了传染性非典型性肺炎,应立即向当地卫生防疫部门,即疾病预防控制中心报告。必要时要进行隔离观察和检查。如被确诊或列为疑似病人都要在指定医院进行隔离治疗。早期治疗对于控制病情的发展、减少对生命的威胁有着重要的意义。

6. 怎样预防传染性非典型性肺炎

通过对流行病学资料的分析可以发现,传染性非典型肺炎的传播能力并不像想象中的那么强。在意识到这种疾病的威胁后,对人类来说,以下措施可以有效预防。

（1）注意保持环境卫生

在公告场所不要随地吐痰、便溺,咳嗽、打喷嚏要捂住口鼻,不随手乱丢废弃物,文明如厕等。

（2）注意家庭和个人卫生

家庭居室经常开窗通风,保持室内空气清洁,定期进行空气、地面和常用物品的消毒等。保持良好的个人卫生习惯,勤洗手,勤洗澡,多人进食提倡分餐等。

（3）远离传染源

尽可能少去医院,避免在人员聚集的地方长时间停留,以减少被感染的机会。事实上,SARS 的传播能力低于流感、麻疹等传染病。人群的绝大多数免于感染就能有效控制 SARS 的流行。

二、人感染高致病性禽流感

1997 年以来,世界范围内连续不断和大规模地暴发了人感染高致病性禽流感病毒性疾病。截止至 2011 年 1 月 5 日,由世界卫生组织报告的全球确诊病例共 516 例,其中 306 例患者死亡,病死率高达 59.3%。我国大陆从 2005 年 10 月底确诊第一例人禽流感病例以来,现已确诊 40 例,其中 26 例患者死亡,病死率为 65%。禽流感已严重威胁到了人类的健康和生存安全,也造成了巨大的经济损失,引起了全世界的高度关注。

1. 什么是人感染高致病性禽流感

禽流感是禽类流行性感冒的简称,由甲型流感病毒中的某些感染禽类亚型病毒引起的急性呼吸道传染病。在通常情况下,禽流感病毒不感染人类,但自 1997 年甲型禽流感病毒 H5N1 感染人类后,相继有 H9N2、H7N7 亚型病毒感染人类和 H5N1 再次感染人类的报道。人禽流感以高热、咳嗽和呼吸急促为临床特征。

禽流感病毒属甲型流感病毒,目前发现感染人类的禽流感病毒亚型主要为 H5N1、H9N2、H7N7,其中感染 H5N1 的患者病情重,病死率高。尽管目前人禽流感只是呈地区性小规模流行,但是,考虑到人类对禽流感病毒普遍缺乏免疫力以及人类感染 H5N1 型禽流感病毒后的高病死率,世界卫生组织认为这种疾病可能是对人类存在潜在威胁最大的疾病之一。

禽流感病毒对乙醚、氯仿、丙酮等有机溶剂均敏感,常用消毒剂将其灭活。病毒对热也较敏感,65℃加热30分钟或煮沸2分钟以上可灭活。在阳光直射下40～48小时即可灭活病毒,如果用紫外线直接照射,可迅速破坏其传染性。禽流感在粪便中可存活1周,在水中可存活1个月,在pH<4.1的条件下也具有存活能力。病毒对低温抵抗力较强,在有甘油保护的情况下可保持活力1年以上。

2. 禽流感是怎样传染的

(1)传染源

主要为患禽流感或携带禽流感病毒的鸡、鸭、鹅等家禽,特别是鸡,但不排除其他禽类成为传染源的可能。病人是否为禽流感的传染源尚待进一步确定。

(2)传播途径

主要是呼吸道传染。通过密切接触感染的禽类及其分泌物、排泄物,受病毒污染的水等,以及直接接触病毒毒株被感染。虽然不能排除禽流感在人之间相互传播的可能性,但目前尚无人与人之间传播的确切证据。

(3)易感人群

任何年龄均有易感性,但12岁以下儿童发病率较高,病情较重。与不明原因病死家禽或感染、疑似感染禽流感家禽密切接触人员为高危人群。

3. 感染禽流感后会出现哪些症状

人体感染禽流感后,潜伏期为1～3天,通常在7天以内。

早期症状与其他流感非常相似,主要表现为发热、流涕、鼻塞、咳嗽、咽痛、头痛、咳痰、呼吸困难进行性加重、全身不适,部分患者可有恶心、腹痛、腹泻、稀水样便等消化道症状,有些患者可见眼结膜炎,体温多持续在39℃以上。热程1~7天,多为3~4天。

重型患者病情发展迅速,发病1周内很快进展为呼吸窘迫,肺部有实变体征,随即发生呼吸衰竭,即使接受了辅助通气治疗,大多数病例仍然死亡。

大多数H7N7毒株感染者以结膜炎为主要表现。

4. 怎样判断自己是否得了禽流感

如果出现流感症状前1周左右有过疫区生活史或病禽接触史,就要高度警惕。由于人禽流感的早期症状与流感相似,自己不容易从早期症状上区分,一定要及时到当地定点医院就医,进行医学观察和理化检查。要确诊是否为人禽流感,除了有流行病学史和临床症状、体征以外,最重要的是还要有实验室的检查依据,包括做呼吸道分泌物的病毒抗原或核酸检测,做血清病毒抗体、病毒基因检测等。最直接的诊断依据是,从病人的呼吸道分泌物中分离到高致病性禽流感病毒。

5. 禽流感该如何治疗

疑似和确诊人禽流感患者都须进行隔离治疗。目前尚无特效治疗药物,一般是对症治疗和抗流感病毒治疗。

6. 怎样预防禽流感

(1)控制传染源

加强禽类疾病的监测,一旦发现禽流感疫情,动物防疫部门应立即按有关规定进行处理。加强对密切接触禽类人员的监测,当这些人员出现流感样症状时,应立即进行流行病学调查,采集病人样本并送至指定实验室检测,以进一步明确病原,同时应采取相应的防治措施。

(2)切断传播途径

接触人禽流感患者应戴口罩、戴手套、穿隔离衣,接触后应洗手。染病禽类的粪便可能带有禽流感病毒,应尽量避免接触。接触过禽类或禽类粪便,要立刻用消毒液和清水彻底清洁双手。如家中饲养禽类,应避免和它们紧密接触,处理它们的粪便时应戴上手套。蛋要彻底煮熟,直至蛋黄及蛋白都凝固才可进食。不要把生蛋混合酱料来蘸着食物吃。家禽必须彻底煮熟才可食用,如家禽在烹煮后仍有粉红色肉汁流出,或骨髓仍呈鲜红色,应重新烹煮至完全熟透。

(3)保护易感人群

因禽流感病毒高度易变,目前尚无上市的 H5N1 疫苗。流感疫苗不能预防禽流感,但有助于减低因感染禽流感而引发并发症及住院的可能性。建议老年人及长期患心脏或呼吸疾病的病人注射流感疫苗。预防禽流感的最好方法是增强自己的抵抗力,要有充足的睡眠和休息、均衡的饮食、适量的运动、良好的个人卫生习惯,并加强室内空气流通,切勿吸烟。不要去人烟稠密和空气流通欠佳的地方。如出现感冒症状要看医生,留在家中休息。戴上口罩,以免传染他人。

三、口蹄疫

1. 什么是口蹄疫

口蹄疫是由口蹄疫病毒感染引起的偶蹄动物共患的急性、热性、接触性传染病,易感染口蹄疫的偶蹄动物约有70多种,如牛、猪、骆驼、羊、鹿等,马不会感染口蹄疫,但会成为口蹄疫的被动载体。患口蹄疫的动物会出现发热、跛行和在皮肤与皮肤黏膜上出现泡状斑疹等症状,恶性口蹄疫还会导致病畜心脏麻痹并迅速死亡。此病传染范围大,速度快,且病毒生命力极强,一旦暴发,必须迅速扑杀病畜及可疑感染动物,并对疫区进行彻底消毒。因此,口蹄疫的每次暴发流行,都意味着巨大的经济损失。

口蹄疫很少会传染给人类,但是,接触患病动物的人会成为传播媒介。因为口蹄疫病毒对胃酸敏感,所以人类通常不会通过食用肉类感染口蹄疫病毒。但如果与患病动物接触过多,人也有可能被传染。人患口蹄疫的特征是突然发热,口、咽、掌等部位出现大而清亮的水疱,没有有效的治疗办法,这些症状一般经2~3周后可自然恢复。因此,对人体健康的危害不大。

口蹄疫病毒生命力很强。含病毒的组织或被病毒污染的饲料、皮毛和土壤等可数周至数月保持传染性。受感染后恢复健康的动物会长期携带病毒。口蹄疫病毒不怕干燥,但对酸碱敏感,80℃~100℃温度也可将其杀灭。通常用火碱、过氧乙酸、消特灵等药品对被污染的器具、动物舍或场地进行消毒。

2. 口蹄疫是怎样传染的

(1)传染源

病畜和潜伏期动物是最危险的传染源。在病畜的内唇、舌面水疱或糜烂处以及蹄趾间、蹄上皮部水疱或烂斑处以及乳房处水疱排出病毒最多,其次是唾液、乳汁、粪、尿及呼出的气体也排出病毒。

(2)传播途径

该病的入侵途径可以是呼吸道、消化道、生殖道和破损的皮肤和黏膜。病毒可通过空气、灰尘、病畜的水疱、唾液、乳汁、粪便、尿液、精液等分泌物和排泄物,以及被污染的饲料、褥草以及接触过病畜的人员的衣物传播。口蹄疫通过空气传播时,病毒能随风散播到 50～100 千米以外的地方。牛、羊、猪等高易感动物,感染发病率几乎为 100%。

(3)易感人群

人患口蹄疫取决于与病畜接触的机会。发病人群的年龄广泛,但由于易感性很低,发病机会很少。儿童和老年人一旦患病病症较重。

3. 口蹄疫有哪些表现

口蹄疫潜伏期短,常为 1～3 天,个别可达 14 天。

口蹄疫临床主要表现是病畜体温升至 40℃～41℃ ,精神萎靡、食欲下降、闭口、口角流涎形成线状,开口时有吸吮声。1～2 天后,在唇内面、齿龈舌面和颊部黏膜发生蚕豆至核桃大的水疱。此时口角流涎增多,呈白色泡沫状,常常挂满嘴边,采食、反刍完全停止,产奶量下降。水疱约于 1 昼夜后破裂,形成浅表的边缘整齐的红色糜烂。水疱破裂后,体温降至正常。随全身的好转,烂斑愈合,1～3 周后病畜康复,此为良性经过。

在口腔发生水疱的同时或稍后,趾间及蹄冠的柔软皮上表现红肿、疼痛,迅速发生水疱,病畜跛行,水疱很快破溃,出现糜烂或干燥结成硬痂,然后逐渐愈合。若病畜衰弱,或饲养管理不当,糜烂部位可能发生继发性感染,化脓、坏死,病畜站立不稳,甚至蹄壳脱落。

乳头被侵害时,主要表现为初期乳头皮肤发红和肿胀,后有水疱发生。在挤乳后,水疱破溃,留下溃烂面。在链球菌、葡萄球菌等感染下,乳房急性肿胀,乳汁变性,临床发生乳房炎或出现流产。

口蹄疫死亡率很低,一般为 1％～5％,但在某些情况下,水疱病变逐渐痊愈、病畜趋向恢复健康时,病情可突然恶化。病畜全身虚弱,肌肉发抖,特别是心跳加快,此种表现称为恶性口蹄疫,病死率高达 20％～50％,主要是由于病毒侵害心肌所致。

人一旦受到口蹄疫病毒传染,经过 2～18 天的潜伏期会突然发病,发烧,口腔干热,唇、齿龈、舌边、颊部、咽部潮红,出现水疱。皮肤水疱见于手指尖、手掌、脚趾。同时伴有头痛、恶心、呕吐或腹泻。患者数天痊愈,预后良好。有时可并发心肌炎。患者对人基本无传染性,但可把病毒传染给牲畜动物,再度引起畜间口蹄疫流行。

4. 口蹄疫该如何防治

(1) 治疗

家畜发生口蹄疫后,可适当采取一些治疗措施:加强护理和饲养管理;口腔可用清水、食醋或 0.1％高锰酸钾冲洗,糜烂面上可涂以 1%～2% 明矾或碘酊甘油（碘 7g，碘化钾 5g，酒精 100mL，溶解后加入甘油 100mL）。也可用冰硼散撒布（冰片 15g，硼砂 15g，芒硝 18g，研成细末）；蹄部可用 3% 来苏尔溶液洗涤，擦干后涂松馏油、鱼石脂软膏或氧化锌鱼肝油软膏，再用绷带包扎。也可将煅石膏与锅底灰各半，研成粉末，加少量食盐粉涂在蹄部的患部；乳房可用肥皂水或 2%～3% 硼酸水清洗，然后涂以青霉素软膏或其他刺激性小的防腐软膏。定期将奶挤出以防乳房炎。此外也可用一些中药治疗。

（2）预防

有疑似口蹄疫发生时，除及早进行诊断外，应于当日向上级及有关部门报告。同时向有关单位送检病畜，鉴定毒型，以便及时确诊，并针对毒型注射相应疫苗。划定疫区，在疫区采取严格的封锁、隔离、消毒和治疗。在最后一头病畜痊愈后 15 天对畜舍及污染的场所和用具等彻底进行大消毒，然后解除封锁。但病愈家畜仍需受到 3 个月的限制，才能进入非疫区。试验证明，1%～2% 氢氧化钠、1%～2% 甲醛、4% 纯碱对本病毒均有较好的杀灭作用。

疫区和受威胁区普遍进行防疫注射，提高易感家畜对口蹄疫的特异性抵抗力。发生口蹄疫时，应立即用与当地流行的病毒型相同的口蹄疫弱毒疫苗，对病群、疫区和受威胁区的健康家畜进行紧急预防注射。注射后 14 天产生免疫力，免疫期可持续 4～6 个月以上。

平时要积极做好防疫工作，加强检疫，常发生本病的地区要定期注射口蹄疫疫苗。

四、手足口病

1. 什么是手足口病

手足口病是由多种肠道病毒引起的常见传染病,大多数患者症状轻微,以发热和手、足、口腔等部位的皮疹或疱疹为主要特征。少数患者可并发无菌性脑膜炎、脑炎、急性弛缓性麻痹、呼吸道感染和心肌炎等,个别重症患者病情进展快,易发生死亡。少年儿童和成人感染后多不发病,但能够传播病毒。

引发手足口病的肠道病毒有 20 多种,包括肠道病毒 71 型(EV71)和 A 组柯萨奇病毒(CoxA)、埃可病毒(Echo)的某些血清型。其中柯萨奇病毒 A16 型(Cox A16)和肠道病毒 71 型(EV71)最常见。EV71 感染引起重症病例的比例较大。患者的咽部分泌物、粪便及水疱疱液均能分离出病毒,传染性较强,经空气飞沫由呼吸道传播或密切接触传播,也可由消化道传播。本病多发生于学龄前儿童,主要在夏、秋两季流行,以夏季发病为主,尤其容易在入托儿童之间流行。

手足口病是全球性传染病,世界大部分地区均有此病流行的报道。1957 年新西兰首次报道该病。1958 年分离出柯萨奇病毒,1959 年提出手足口病命名。早期发现的手足口病的病原体主要为 Cox A16 型,1969 年 EV71 在美国被首次确认。此后 EV71 感染与 Cox A16 感染交替出现,成为手足口病的主要病原体。我国于 1981 年在上海首次报道本病,此后,北京、河北、天津、福建、吉林、山东、湖北、青海和广东等 10 多个省(市)均有报道。2000 年 5~8 月山东省招远市暴发了小儿手足口病大流行,在 3 个多月里,招远市人民医院接诊患儿 1 698 例。2006 年,全国共报告手足口病 13 637 例,死亡 6 例。除西藏自治区外,全国 31 个省、自治区、直辖市均有病例报告。

2. 手足口病是怎样传染的

(1)传染源

人是肠道病毒的唯一宿主,手足口病的传染源是患者和隐性感染者。该病的潜伏期为 2~7 天。流行期间,患者是主要传染源。患者在发病 1~2 周自咽部排出病毒,约 3~5 周从粪便中排出病毒,疱疹液中含大量病毒,破溃时病毒即溢出。带毒者和轻型散发病例是流行间歇期和流行期的主要传染源。

(2)传播途径

主要是通过人群间的密切接触进行传播。患者咽喉分泌物及唾液中的病毒可通过空气飞沫传播。患者的唾液、疱疹液、粪便污染的手、毛巾、手绢、牙杯、玩具、食具以及床上用品、内衣等通过日常接触传播,亦可经口传播。接触被病毒污染的水源,也可经口感染,并常造成流行。门诊交叉感染和口腔器械消毒不严也可造成传播。

(3)易感人群

人对引起手足口病的肠道病毒普遍易感,受感染后可获得免疫力。各年龄组均可感染发病,但病毒隐性感染与显性感染之比为 100∶1,成人大多已通过隐性感染获得相应的抗体,因此,手足口病的患者主要为学龄前儿童,尤以 ≤3 岁年龄组发病率最高,4 岁以内儿童占发病数 85%~

95%。据国外观察报告,该病每隔 2～3 年流行一次;主要
是非流行期间新生儿出世,易感者逐渐积累,达到一定数量
时,便为新的流行提供先决条件。

手足口病分布极广泛,无严格地区性。四季均可发病,
以夏、秋季多见,冬季的发病较为少见。该病流行期间,幼
儿园和托儿所易发生集体感染。家庭也有此类发病集聚
现象。

3. 手足口病有哪些表现

手足口病是一种肠道病毒病,具有肠道病毒感染的共
同特征。从最常见的无症状或仅有轻度不适,至严重的并
发症甚至死亡均可发生。潜伏期一般 3～7 天,没有明显的
前驱症状,多数病人突然起病。约半数病人于发病前 1～2
天或发病的同时有发热,多在 38℃ 左右。主要侵犯手、足、
口、臀四个部位("四部曲")。因为疹子不像蚊虫咬、不像药
物疹、不像口唇牙龈疱疹、不像水痘所以又称"四不像",而
且临床上更有不痛、不痒、不结痂、不结疤的四不特征。部
分患者初期有轻度上感症状,如咳嗽、流涕、恶心、呕吐等。
由于口腔溃疡疼痛,患儿流涎拒食。口腔黏膜疹出现比较
早,起初为粟米样斑丘疹或水疱,周围有红晕,主要位于舌
及两颊部,唇齿侧也常发生。手、足等远端部位出现或平或
凸的斑丘疹或疱疹,皮疹不痒,斑丘疹在 5 天左右由红变
暗,然后消退;疱疹呈圆形或椭圆形扁平凸起,内有混浊液
体,长径与皮纹走向一致,如黄豆大小,一般无疼痛及痒感,
愈合后不留痕迹。手、足、口病损在同一患者不一定全部出
现。水疱和皮疹通常在 1 周内消退。

手足口病主要表现在皮肤和口腔上,但病毒还会侵犯

心、脑、肾等重要器官,如出现高热、白细胞不明原因增高而查不出其他感染灶时,就要警惕暴发性心肌炎的发生。出现中枢神经系统受累,可表现为无菌性脑膜炎,脑炎,脊髓灰质炎样麻痹等。

4. 患了手足口病该如何处理

因本病发病急、潜伏期短、传播途径广,易引起暴发且无有效预防措施,故对首发病例应立即予以隔离。

本病为肠道病毒感染,目前尚无特效药物。主要是对症处理及抗病毒治疗。

5. 如何预防手足口病

日常生活中应做到以下几点:饭前便后要洗手,尤其是喜欢吃手的小孩子;勤晒家里的被褥等用品;尽量吃煮熟的食物,少吃生冷食品;注意婴幼儿的营养及休息;避免日光暴晒,防止过度疲劳,降低机体抵抗力;哺乳的母亲要勤洗澡,勤换衣服,喂奶前要清洗奶头;少带婴幼儿去人群密集的场所,并注意观察幼儿的体温。如果发现孩子有发烧、皮疹等症状,要立即对玩具、被褥、桌椅等进行消毒,同时对厨房、卫生间等进行消毒处理,并尽快到正规医院就诊。孩子患病后应暂停去学校,避免传染给他人,防止再感染其他疾病,同时报告相关部门。

五、猪链球菌病

2005年6月底,四川省资阳市发生了以急性起病,高热、伴头痛等全身中毒症状,重者出现中毒性休克、脑膜炎为主要临床表现的感染性疾病疫情。截至 2005 年 8 月 3 日 12 时,四川省累计报告病例 206 例,其中实验室确诊 43 例,临床诊断 122 例,疑似 41 例。这些病例中,治愈出院 26 例,病危 18 例,死亡 38 例。根据现场流行病学调查和实验室检测结果,有关专家初步验定,疫情系由猪链球菌感染引起人—猪链球菌病,这就是四川"怪病"的罪魁祸首。

1. 什么是猪链球菌病

猪链球菌病是由多种致病性猪链球菌感染引起的一种人畜共患病。猪链球菌是猪的一种常见和重要病原体,也是人类动物源性脑膜炎的常见病因,可引起脑膜炎、败血症、心内膜炎、关节炎和肺炎,主要表现为发热和严重毒血症状。少部分可发生链球菌中毒性休克综合征(STSS),预后较差,病死率极高。

猪链球菌是一种革兰阳性球菌,呈链状排列,为兼性厌氧菌。到目前为止,共有 35 个血清型,最常见的致病血清型为 2 型。猪链球菌常污染环境,可在粪便、灰尘及水中存活较长时间。该菌在 60℃水中可以存活 10 分钟,50℃为 2 小时,0℃时灰尘中的猪链球菌可存活 30 天,在粪便中可以存活 90 天,在腐尸中可存活 42 天(4℃),这样就为鸟、野鼠、小白鼠或犬的间接传播提供了重要的传染来源。在污染猪舍的清洗过程中,常用的消毒药和清洁剂在 1 分钟内即可杀死猪链球菌。污物和有机质中的存在会影响化学消毒药对细菌的杀灭作用,所以采用在猪舍内先清洗后消毒的策略是非常重要的。

2. 猪链球菌病是怎样传染的

(1)传染源

主要是猪,尤其是病猪和带菌猪是本病的主要传染源,其次是羊、马、鹿、鸟、家禽等。猪体内猪链球菌的带菌率约为20%~40%,在正常情况下不引起疾病。如果细菌发生变异,引起猪发病,病死猪体内的细菌和毒素再传染给人类,则会引起人类发病。病猪的排泄物、分泌物及内脏器官均含有大量细菌。到目前为止,未发现人作为传染源引起人发病。

(2)传播途径

链球菌的自然感染部位是猪的上呼吸道、生殖道、消化道。

人皮肤或黏膜的创口接触病死猪的血液和体液可引起发病,部分患者因吃了不洁的凉拌病猪肉、死猪肉或吃生的猪肉丸子,洗切加工处理病猪肉或死猪肉可引起发病,加工冷冻猪肉也可引起散发病例。

在猪与猪之间通过呼吸道和密切接触传播,但还没有证据显示通过猪呼吸道传播给人。

(3)易感人群

猪链球菌在猪中有较高的流行性,在人类不常见,但一旦发病病情很严重。人类普遍易感,尤其是屠夫、屠场工人及农民发病率高。其他人群如运输、处理病猪或死猪的人包括司机等也易感染猪链球菌引起发病。屠宰厂工人咽部可以带菌,他们可表现为健康状态,但具有潜在危险。

猪链球菌的感染、流行并无季节性,但夏、秋季节发病居多。此时气候闷热,加上卫生条件差,通风不良,猪群拥挤和气候突变,以及致病菌繁殖快等因素,均可致使猪群的猪链球菌感染的高发,从而累及人类。

3. 人感染猪链球菌后会有哪些表现

人体感染猪链球菌后,潜伏期为 4 小时～7 天,平均潜伏期为 2～3 天。根据细菌入侵部位不同而有不同的临床表现,临床分为 4 种类型。

(1)普通型

起病较急,畏寒、发热伴全身不适,厌食、头痛、身痛、肌肉酸痛、腹痛、腹泻,体温多在 38℃ 以上,高则可达 40℃,头昏、乏力明显,但患者无休克、昏迷和脑膜炎的表现。

(2)休克型

起病急骤,高热、寒战、头痛、头昏、全身不适、乏力,部分病人出现恶心、呕吐、腹痛、腹泻,皮肤有出血点、瘀点、瘀斑,血压下降,脉压差缩小。

(3)脑膜炎型

起病急,发热、畏寒、全身不适、乏力、头痛、头昏、恶心、呕吐(可能为喷射性呕吐),重者可出现昏迷。皮肤没有出血点、瘀点、瘀斑,无休克表现,脑膜刺激征阳性,脑脊液呈化脓性改变。

(4)混合型

患者在中毒性休克综合征基础上出现化脓性脑膜炎表现。

4. 怎样判断自己是否感染了猪链球菌

如果 1 周内有与病猪、死猪的密切接触史,并出现畏寒、高热、头痛,皮肤有出血点、瘀点、瘀斑和呕吐等症状,则可能感染了猪链球菌,应提高警惕,及时到医院就诊。

因为人与人的猪链球菌病直接传染的可能性极低,家属可以近距离照顾病人,但也应该做适当的个人防护。

5. 猪链球菌病该如何治疗

只要及早、足量使用抗生素,人患猪链球菌病一般可以治愈。根据卫生部目前试行的人—猪链球菌病治疗方案,主要以支持治疗、抗生素治疗及抗休克治疗为主,同时依据病情严重程度、临床类型给予对症治疗。抗生素可选用阿莫西林、氨苄西林、亚胺培南等敏感药物。

6. 怎样预防猪链球菌病

预防猪链球菌病的发生和流行,应从以下几个方面抓起:(1)按照免疫程序给猪注射猪链球菌疫苗;对于有链球菌猪病疫情的地区,与病猪有密切接触的同栏猪等,给予预防服药,可以有效地减少生猪疫情。没有生猪疫情的地区,不提倡预防服药,以避免耐药菌株产生。(2)保持猪舍的通风,保持环境清洁,坚持定期消毒。(3)夏季天气高温潮湿,应改善猪舍内拥挤环境,猪群的密度不宜过大。(4)不宰杀、不加工、不贩运、不销售病死猪和死因不明的猪,不食用病死猪和死因不明的猪肉。(5)病死猪和死因不明的猪尸体要进行无害化处理。(6)清洗和消毒猪舍,减少微生物的繁殖和改进猪群健康状况。(7)采用严格的生物安全措施,防止病菌传入猪群。若发现疑似患猪链球菌病的猪只,按照农业部《猪链球菌病应急防治技术规范》处理。